耳穴综合诊疗彩色图解

朱巧艺　编著

世界图书出版公司

上海·西安·北京·广州

图书在版编目(CIP)数据

耳穴综合诊疗彩色图解 / 朱巧艺编著 . —上海：
上海世界图书出版公司,2023.3
ISBN 978-7-5192-9862-3

Ⅰ. ①耳… Ⅱ. ①朱… Ⅲ. ①耳－穴位疗法－图解
Ⅳ. ①R245.9-64

中国版本图书馆CIP数据核字（2022）第155547号

书　　名	耳穴综合诊疗彩色图解	
	Erxue Zonghe Zhenliao Caise Tujie	
编　　著	朱巧艺	
责任编辑	吴柯茜	
出版发行	上海世界图书出版公司	
地　　址	上海市广中路88号9-10楼	
邮　　编	200083	
网　　址	http://www.wpcsh.com	
经　　销	新华书店	
印　　刷	上海景条印刷有限公司	
开　　本	787 mm × 1092 mm　1/16	
印　　张	12.75	
字　　数	300 千字	
版　　次	2023 年 3 月第 1 版　　2023 年 3 月第 1 次印刷	
书　　号	ISBN 978－7－5192－9862－3/R·632	
定　　价	76.00 元	

目录

第 一 章
耳穴诊疗概述

当今社会环境污染日益加重。现代医学迅速发展带来了更多化学药品的应用而引起了诸多药源性疾病。面对这种现状，人们越来越崇尚非药的自然疗法。

非药自然疗法是指运用自然物质、自然环境，非化学性地进行防病治病的方法。其中，耳穴疗法就是一种受到广泛重视的自然疗法。

耳穴诊疗法并不是近年来才出现的，它有着很长的历史。

运用耳穴诊疗疾病，在我国古代医学文献中早有记载。两千多年前的中医经典著作《黄帝内经》就有"视耳好恶，以知其性"和"耳聋无闻取耳中"等记载。其后，历经医家的实践和总结，耳穴诊疗的技术不断提高，至近代更是得到广泛应用。除中国以外，法国、德国、日本、俄罗斯、美国、朝鲜、罗马尼亚等数十个国家和地区都在研究和使用耳穴诊疗。

1957年，法国医学博士、外科医师保罗·诺吉尔（Paul Nogier）的研究，第一次揭示了耳穴定位与胚胎之间的相互关系。他提出，耳穴分布大致如一个倒置的胎儿（图1-1），由此

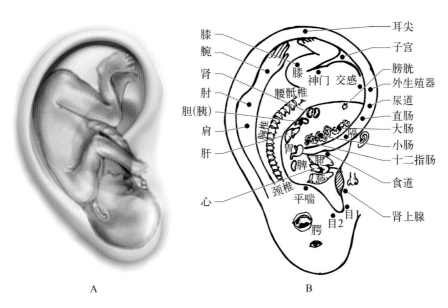

膝腕　　　　　　　　耳尖
肾　　　　膝　　　　子宫
肘　神门 交感　　　膀胱
胆(胰)　腰骶椎　　　外生殖器
肩　　　　　　　　　尿道
肝　胸椎　　　　　　直肠
　　　　　　　　　　大肠
　　　　胃　　　　　小肠
　　　　脾　肺　　　十二指肠
心　　颈椎　　　　　食道
　　　平喘　目1　　肾上腺
　　　　　腭　目2

A　　　　　　　　　　B

图1-1　耳廓胚胎倒置示意图
A.胎儿倒置在耳中的模拟图，B.人体部位在耳廓上的大致分布

开启了医学界对该领域研究的一波热潮。

1961年,诺吉尔对耳廓的研究又有了新的发现:耳廓上存在两条既非血管又非神经的能量通道(图1-2)。中国学者把这两条通道称为"甲线"和"乙线"。甲线起于耳屏下部,止于耳轮顶部的下缘;乙线起于耳轮尾,止于耳轮脚。诺吉尔认为,这两条能量通道及其更细的分枝将耳廓各敏感点(穴位)联系成一个整体,通道中不断循环的能量对全身产生影响。按摩这两条能量通道,可以治疗许多疾病。

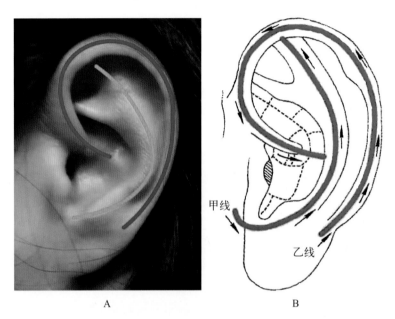

图1-2　耳廓上的两条能量通道
A.耳廓上的两条能量通道,B.耳廓上的两条能量通道图解

现代医学研究发现,耳廓组成和特征与人类胚胎的发育过程密切相关。苏联专家福沃耶(Fverbye)指出,耳穴的进化与胚胎器官的发育是同步的。1974年,日本学者室井陶白从人体胚胎发生学的角度探讨了经络系统的形成,认为经络系统是由发生学过程变化而来,耳廓上分布的耳穴也是其中一种,与胚胎的发育有密切关系。1979年,日本学者利用中医的"气"研究胚叶的发生演变过程,探究胚叶与经络之间是否有形态与功能的联系。实验证实,将人的肾组织移植到桑葚胚中能形成耳泡,这与中医"肾开窍于耳"的理论不谋而合。

1982年12月,中国拟定了《耳穴国际标准化方案》(草案),该草案于1987年6月在韩国首尔召开的国际穴名标准化工作会议上通过。图1-3为目前普遍应用的标准化耳穴示意图。

在诊疗应用过程中,由于陆续有新的发现和修正,因而标准化耳穴所列穴位也有所增删。图1-4是目前我国实际使用的耳穴图,共142个穴位。

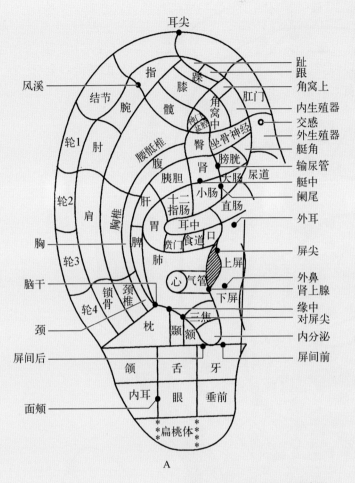

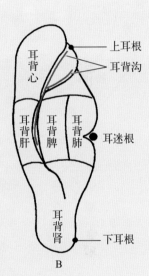

图 1-3 标准化耳穴示意图

A. 正面示意图，B. 背面示意图

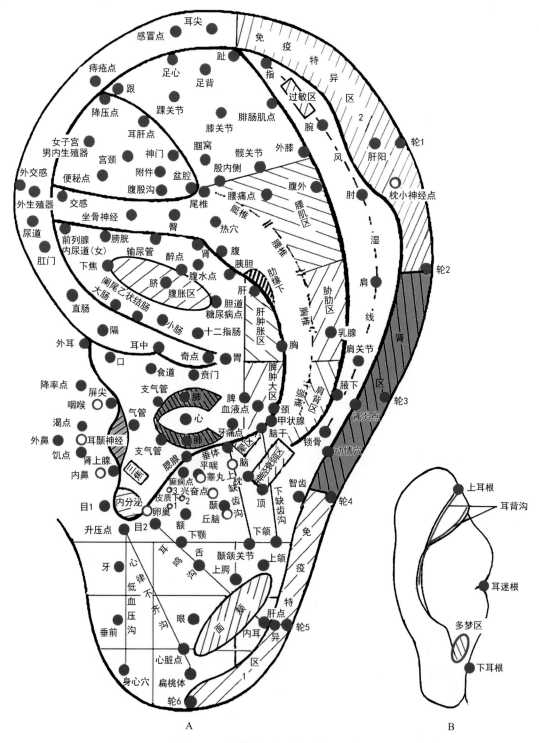

图1-4 目前我国实际使用的耳穴图

"●"代表外侧穴位，"○"代表内侧穴位；A.实际使用的正面耳穴图，B.比例缩小的背面耳穴图

第二章

耳穴诊疗机制

近几年来,随着新的电子技术应用的飞速发展,耳穴诊疗的基础理论和临床医疗都有了日新月异的进展。一个独立的、自成体系的新学科——耳穴医学脱颖而出。同时,对耳穴的诊疗机制也形成了不同的理论体系。不同理论体系的学者,从不同角度出发着不同的理解和说法,其中主要有四种学说:经络学说、神经学说、全息学说和信息激潜学说。

第一节　经络学说

一、经络

经络是中医理论体系的重要组成部分,它贯穿于中医生理、病理、诊断、治疗等各个方面。几千年来,经络指导着我国针灸及其他各科临床实践。根据中医经络理论,经络是运行气血的通道,具有营养组织、联络脏腑、沟通表里上下、调节阴阳、决生死、祛百病的作用。

经络学说最著名的经典文献是《黄帝内经》,成书于2500年前。经络系统的主要内容为十二正经、奇经八脉和十五络脉。"经"指经脉,是主干;"络"指络脉,是分支;经脉和络脉共同构成经络系统。每条经络都有自己的循行部位,它们纵横交叉,几乎遍布全身。

经络既是信息通道,又是能量通道。经络畅通,才能维持正常的生命活动。《黄帝内经》指出:"经脉者,所以决死生,处百病,调虚实,不可不通。"有一句中医俗语叫"不通则痛;通则不痛",意思是说,经络不通,则生病痛;经络畅通,则无病痛。

二、耳与经络

《黄帝内经》指出:"耳者宗脉之所聚也。"古医书还说:"十二经脉皆上络于耳。"因此,中医认为耳廓络脉覆盖全耳并通向全身,耳与五脏六腑、全身组织器官的生理功能和病理变化有直接或间接的联系。所以出现在耳部的阳性反应点可以作为诊断上的参考,同时,刺激耳穴也可治疗多种内脏及全身病症。另外,大量实验也显示,刺激某些耳穴,在经络敏感的人身上会出现循经传导。学者们经过研究,发现了耳穴→经络→脏腑躯体的密切相关性,耳穴与脏腑躯体的联系是通过经络来实现的。总之,经络理论学者认为,耳穴疗法之所以能祛病健身,是通过刺激耳穴(特别是"阿是穴")疏通经络来起作用的缘故。

三、阿是穴

阿是穴又称压痛点、天应穴、不定穴等。这种穴位既无具体名称，又无固定位置，是以压痛点或其他反应点作为针灸部位。阿是穴多位于病变部位的附近，也可在与其距离较远的部位。临床上医生根据按压时患者有酸、麻、胀、痛、重等感觉和皮肤变化等而予以临时认定。

相传，古时有位中医为患者治病，但一直不得其法。有一次无意中按到患者某处，患者的痛症得到舒缓。于是医者在该处周围摸索，患者呼喊："啊……是这里，是这里了。"医者加以针灸，患者果然病情转好。后来人们就把这种压痛敏感的特别穴位命名为"阿是穴"。

现代经络学者认为，阿是穴是经络的淤塞点，并把它看作是疾病的"死结"。他们说，人体经络之气的运行构成了一张密密麻麻的网，相互制约，相互联系，稍不注意，这张网便会在人体某处形成一个死结，这个死结不打开，无论你在病患局部怎么治疗，都很难有效果。但只要能够找到并解开这个死结，那么疾病就会迅速缓解直至消失。因此，适度刺激阿是穴，对相关疾病都有治疗作用。但作用有大有小，治疗疾病的关键是要找到起主导作用的阿是穴，并合理刺激这类阿是穴，使病痛迅速缓解。

四、耳与阿是穴

全息穴（包括耳穴）的病理反应点都是有重大影响的阿是穴，找起来也比较容易，但这不一定就是起主导作用的阿是穴。

经络学者认为，刺激耳穴病理反应点阿是穴，能疏通经络，起到治疗疾病和健身的作用。

另外，阿是穴疗法不限于一病一穴，最好能找到起主导作用的阿是穴。在实际操作中，耳穴治病也可以与耳以外的阿是穴相配合，特别是在单用耳廓阿是穴疗效不理想的情况下更显重要。

五、中医的藏象学说

经脉"内连腑脏，外络肢节"，通过经络的联系，脏腑病变可以反映到体表的相应经穴，表现出特定的症状，而刺激体表的经穴，又可以治疗相应脏腑的疾病，此即为经穴—脏腑相关。大量的实验研究表明，穴位的功能存在相对的特异性，脏腑疾病在体表穴位的反应亦有相对特异性。但是，穴位归属于经脉，不等于就是经脉。研究一个穴位的功能，也不等于研究一条经脉的功能。经络是强调一条通路、一条联线及其与脏腑的关系。

（一）藏象学说

藏象学说是中医的基础理论之一，目前仍广泛应用于中医临床，主要是研究人体脏腑的生理功能、病理变化及其相互关系的学说。脏，古作藏，指居于体内的脏腑。中医学的藏，实际指以五脏为中心，对内联络六腑和其他组织器官，对外通应自然界的四时阴阳变化。象，则是指脏腑的功能活动和病理变化反映于体表的种种征象。

藏象学说以脏腑为基础，脏腑是内脏的总称。按脏腑生理功能特点，可分为脏、腑、奇恒之腑三类：肝、心、脾、肺、肾称为五脏；胆、胃、小肠、大肠、膀胱、三焦称为六腑；脑、髓、骨、脉、胆、女子胞称为奇恒之腑。五脏的共同生理特点是化生和贮藏精气，藏而不泄。六腑的共同生理特点是受盛和传化水谷，传化物而不藏。奇恒之腑，其形态多为中空有腔的脏器，故名为腑，但其功能却有异于六腑，它们不与水谷直接接触，即似腑非腑，但其生理特点类似于五脏贮藏精气，即似脏非脏。

藏象学说认为，人体是以五脏为中心，与五行、五色、五味、五志等相对应，相互间相生、相克，与各器官、组织之间互相联系、互相影响（图2-1）。一般在临床操作时凡是因五脏太过引起的疾病都可以用相克的方法对治。同样，凡是因为五脏不足引起的疾病都可以用相生的方法解决。

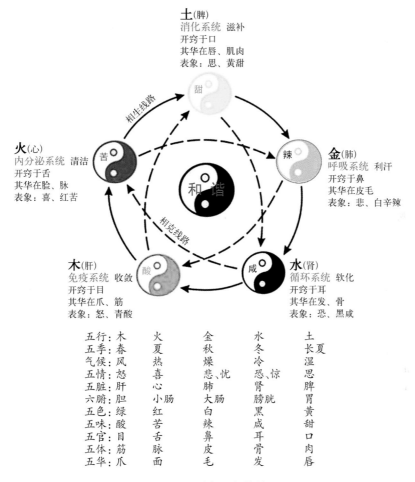

图2-1 五脏与五行的关系

（二）中医脏腑理论和现代解剖学的差别

藏象学说不单纯是一个解剖学的概念，更重要的是概括了人体某一系统的生理和病理学功能，它是以直观观察人体外部征象来研究脏腑生理功能、病理变化及其相互关系的学说。心、肺、脾、肝、肾等脏腑名称，虽与现代人体解剖学的脏器名称相同，但生理或病理的含义却不完全相同。一般来讲，中医藏象学说中一个脏腑的生理功能，可能包含着现代解剖生理学中的几个脏器的生理功能；而现代解剖生理学中的一个脏器的生理功能，亦可能分散在藏象学说的某几个脏腑的生理功能之中。经脉的名称虽然与人体内的脏腑器官有一些相关性，可是不应与现代解剖学上的器官混为一谈。这就类似汉语拼音借用了26个拉丁字母，却不能与拉丁语混为一谈。

例如，12条经脉中有11条用人体内的五脏六腑来命名。它们分别是肺经、心包经、心经、脾经、肝经、肾经、大肠经、小肠经、胃经、胆经、膀胱经，唯一一条例外的经脉是三焦经。以肾经为例，其共有27个穴位，其中10个穴位分布在下肢内侧，17个穴位分布在胸腹部前正中线的两侧。首穴在足底的涌泉穴，末穴在胸前部的俞府穴。肾经与泌尿生殖系统、内分泌系统有关，与解剖学上的肾脏的相关性很小。

又如，对于脏腑的理解，中医学和现代医学是有差别的。心，现代医学认为它的生理功能是主管血液循环，而中医认为它既主血脉，又主人的神志。肾，现代医学认为它主管泌尿，而中医认为它不但主排泄，更重要的是"藏精"，具有生殖和类似内分泌的功能。脾，现代医学认为它是淋巴器官，而中医认为它是管理人体消化吸收的主要器官，还具有统率全身的血液等功能。

现代学者认为，中医所描述的脏腑，一方面指实质脏器，另一方面指与实质脏器不完全一致的一组生理功能活动和病理变化。有的专家认为，中医所说的脏腑是特定生理功能和病理反应的组合，是虚拟的概念。

有些学者把中医的藏象学说应用于现代耳穴疗法，如治疗心律不齐选用小肠穴是根据"心与小肠相表里"的理论，治疗目赤肿痛选用肝穴是根据"肝开窍于目"的理论，治疗消化不良选用脾穴是根据"脾主运化"的理论，等等，并认为有良好效果。

然而有些学者则认为，现代耳穴是各个解剖器官的投射区，每个耳穴的全息反射有其对应的器官。传统中医理论中，组织器官并非专指现代解剖学中的相应器官，其强调的是抽象的功能。因此，把现代耳穴、内脏作为传统医学的概念范畴是不妥当的。

目前，国内外关于经穴—脏腑相关的研究较多，但对于经脉—脏腑相关的研究较少。随着经络研究的不断深入，对经络的研究将更引人注目。

六、现代医学对经络的研究

随着科学技术的进步和现代生物医学的发展，人类对自身形态结构和生命过程的认识不断深化，因而提出了一系列的疑问：经络是否存在？为什么大家看不到经络实体的存在，却可以显示疗效？中国古人又是如何发现复杂的经络系统的呢？

从20世纪40年代起，国内外学者就从不同的角度，用不同的手段和方法对经络进行了深入的研究。有人认为经络可能是一个"生物电传导系统"；也有人从低频振动、冷光或放射性同位素示踪的角度来探讨作为信息通道的经络；还有人试图以生物场或控制论的理论对经络的实质进行阐释。他们大都有自己的实验观察，一些比较独特的具有经络特征的观察结果已在业界内流传。另有一些学者指出，经络是独立于神经血管和淋巴系统等已知结构之外，且与之密切相关的另一个功能调节系统，"经脉""络脉"中的"脉"字，无疑指的是血管，同时淋巴管系统在经络实质中所占的地位也不可忽视。还有一些学者用现代的解剖学手段，包括数十万倍的电子显微镜的观察，均没有找到与经脉相对应的管道型组织结构线。这是由于经络中的"血和气"只有在活体中运行，死体或者活体一旦被解剖，"血气"就不再活动。

现代医学对人体经络的研究最引起广泛关注的是"人体辉光"现象的发现及其与经络实质的关系。1911年，一位名叫基尔纳（Kilner）的英国医生在漆黑的理疗暗室里，透过双花青素染料刷玻璃屏意外地发现裸体人体周围出现了一圈约15毫米宽的光晕。它的色彩瑰丽，忽隐忽现，宛如缥缈的云雾，使人感到神秘莫测。这是医学界第一次发现"人体辉光"。之后进一步的研究发现，这种辉光边缘的形状和色彩会随人体的健康状况变化而改变。

1939年，苏联科学家基里安（Kirlian）夫妇模仿当年基尔纳医生的理疗室环境，在高频高压电场中，成功地把环绕人体的辉光拍摄了下来，这种特殊的技术后来被称作"基里安摄影术"。这一发现受到了众多国家的科学家们的关注。更令人惊奇的是，外国科学家经过长期研究发现，中医学中的针灸穴位是经络系统中对光最敏感的部位，而照片中的光晕明亮闪光处，恰好与中国古代针灸图上的741个穴位相吻合。

那么，中医的经络系统，是否就是人体辉光网络呢？目前仍然是一个谜。一些照片尽管有力地证实了经络穴位的客观存在，但经络到底是什么呢？有人认为经络可能是流动的"气"，只是借助高科技手段，将不可见的气"照亮"而已；有人认为经络是人体能量循环的路径，人体辉光可能是这种能量的一种表现形式。有人说"人体辉光"是人体的密码文字；有人说这是一种由水气和人体盐分与高电场相互反应的结果。

我国科学家通过对人体辉光异常变化的研究，发现了不同的疾病都有不同的辉光失衡的信息点，如高血压、脑血管意外、心脏病、面部神经麻痹、感冒、甲亢等疾病，都会在不同的病理信息点出现其独特的辉光。

众说纷纭，莫衷一是。总之，到目前为止，国内外至今未发现解剖学上的经络实体，没有确凿的科学证据证实经络的实质到底是什么。

第二节　生物全息学说

生物全息学说认为，耳穴疗法属于全息疗法，它的理论基础是生物全息学说。因为全身各部位的器官、组织分布都在耳廓上有信息点（耳穴），所以耳廓具有全身的信息，当刺激某一耳穴时，即可对体内相应部位的疾病进行治疗。

一、全息与全息胚

生物全息律的"全息"一词来源于激光全息技术，激光全息的"全息"指的是全部信息，而生物全息与其同义。生物全息律是指生物体相对独立的部分包含了整个生物体的病理、生理、生化、遗传、形态等全面的生物学信息，很像一幅全息照片。科学家把这种生物体局部包含着整体全部信息，且具有一种普遍规律的现象叫作生物的全息律。生物全息律揭示了生物体部分与部分、部分与整体之间的全息对应关系。就一个生物体而言，功能或结构与其周围部分有相对明显的边界又相对独立的部分称为"全息胚"。每一个全息胚即是各个相对独立的局部，是整体的缩小并带有整体的全部信息。换句话说，全息胚在不同程度上成为整体的缩影。

生物全息学说认为，一切动植物都是由全息胚组成的；全息胚是生物体发育的某个发育阶段的胚胎，是生物体特有的；生物体的任何一个相对独立部分都是全息胚。无论是植物还是动物，生物的全息胚现象都是存在的。全息胚学说与细胞学说之间是包含关系。全息胚几乎随处可见,这些信息可能表现于不同的方面。比如,宝石花的叶子是宝石花的一部分,而落在泥土上的宝石花叶会很快长成一整颗宝石花,那就是因为在宝石花叶子这个局部里包含有宝石花整体的全部信息。再如,1996年英国科学家维尔穆特(Wilmut)等人将成年绵羊乳腺细胞核植入去核卵,首次用无性繁殖的方法成功地克隆了绵羊"多利"。细胞是机体的一部分,之所以能用羊身体上的细胞克隆产生"多利"羊,就是因为羊的细胞这个局部里包含有整个羊的全部信息。

全息理论认为构成人体的各个部分是密切联系的,从人体的某个局部即可推断出人体全身的健康信息;同时人体全身的各个组织器官的健康状况也可以在某些局部表现出来,即局部能反映全貌。如头、耳、鼻、眼、手、足皆有其相应的全息胚。而这些健康信息,我们通常称之为反射区,它们具有与人体器官相对应的特点,其生物特性相似程度较大。在病理条件下,当人体某器官发生生理变化时,反射区会首先做出反应,全身或局部的病理信息会在全息胚或其对应点内出现相应的信息。

生物全息学说学者认为,人体耳廓是典型的全息胚。人体的各器官、组织,在耳廓上都有其相对应的信息点,我们按传统习惯的说法称这种信息区(点)为"穴位"。耳穴的这种分布规律完全与生物全息理论相一致,是耳穴疗法最重要的理论基础。

二、耳廓的胚胎学说

如同人体其他器官一样,耳廓的组成和特征与胚胎发育过程也是密切相关的。在人类进化史上,外耳是人类祖先进化到哺乳类时分化产生的,而头部是出现最晚的部位。根据生物全息规律,"越是进化中分化得较晚的局部,等级越高,其局部反映整体现象就越明显。"因此,人类的耳廓能全面、详尽地反映全身状况,是人体众多全息胚中"全息性"较强的器官之一。

如果把人的耳朵和人的早期胚胎作比较会发现,胚胎发育至第四周末时出现了五对腮弓,腮弓之间的凹陷称为腮沟,而人的耳廓就是沿第一腮沟的组织演变而成。此处的外胚层将来形成耳廓的表皮、汗腺、皮脂腺等,中胚层会形成耳廓的真皮和软骨等。神经组织、大脑、脑垂体等都起源于外胚层,耳廓的表皮同源;而肌肉、骨、肾、睾丸、心、血液、关节等均起源于中胚层,与耳廓的真皮和耳软骨同源。从组织胚胎学的角度看,耳廓与大脑、神经系统、脑垂体、内脏以及躯干各组织器官的生理和病理状态改变的关系也极为密切。也就是说,人胚将要发育成肢节和某些器官的地方,正和耳朵上的穴位相互对应,耳朵就是一个全息胚。

三、关于中医学的全息观念

中医理论认为,人体是一个不可分割的、各部分紧密关联的整体,任何一个局部都是整体的缩影,如头发、指甲、耳朵等,身体外部的一切都在反映着体内的情况。一般来说,人体某一局部的病理变化,往往与全身的脏腑、气血、阴阳的盛衰有关。

中医学不仅在生理上强调整体观念,而且在分析疾病机制时也着眼于整体,注重研究局部病变所引起的整体变化和病理反映,既重视局部病变和与之直接关联的相应脏腑经络,也不忽略病变局部对其他脏腑经络已经产生和可能产生的影响。

中医整体观的形成有着非常深厚的历史文化背景,它是古代唯物论和辩证法思想在中医学中的体现。中国古代,由于当时社会条件及技术所限,医家不能直接观察机体的内部解剖结构和运动状况,更没有能力找到细菌、病毒、有害化学物质及癌细胞。他们以人体的症状为依据,认为人体是一个有机整体,局部的病变可以影响全身,内脏的病变可以从五官四肢体表各个方面反映出来。如通过观察面色、形体、舌象、脉象等外在的变化,采取推理的方法,来判断和分析人体五脏、六腑、气血、津液的内在疾病的发生发展变化,即"观外而揣内"的方法。因此,中医的全息诊断学就是通过望、闻、问、切对人体某一区域病理反应表现于外的征象,去了解对应整体部位的病理变化,辨证施治,从而做出正确诊断并指导治疗。

中医学非常重视人体的统一性、完整性以及与自然界的相互关系,在它的基本理论中蕴含了极为丰富的"中医全息理论"。尽管中医典籍中没有明确提出"生物全息律"这个概念,但大量的文献史料中却极为普遍地显现出应用了生物全息律的痕迹。例如《丹溪心法·能合脉色可以万全》中说"有诸内者,必形诸外",其含义是:体内一切变化,必然有相应的征象显露于人的体表,可以通过人的体表的变化诊断出人体内部的疾病。如扁鹊成功地运用中医全息的理论分析,判断蔡桓公疾病的发展过程。这就是中医的神奇之处,它将人体看作有机的整体,在这个有机整体中,五脏六腑的盛衰和病变都会通过精血津液等介质表现于体表,从脉象、舌苔、眉毛、头发、皮肤、手掌纹路、指甲颜色等身体表面的细微变化诊断出体内的疾病。

对于全息论,我们的祖先已应用数千年。例如针灸,它是以针刺局部某处穴位,可以治疗全身性疾病。

综上所述,中医学理论体系中虽未明确提出"生物全息"这个概念,但是全息论思想的精髓和实质,却早已渗透于中医理论中,并成功地指导了临床实践,对中医诊治疾病产生了不可低估的影响。

近年来我国学者已经把古人的全息观发展为现代的全息论,沿此思路发现了与此有关的新现象和规律,促使人们增强对自身和相关现象的微细观察。例如观察人耳壳和耳垂皱纹可以知道是否得了心脏病等。

四、全息疗法与经络系统

根据全息胚理论,人体的五脏六腑、奇恒之腑以及人体其他器官都有其全息胚。全息学者认为经络是脏腑形态和功能在人体内的延伸,起着桥梁和纽带作用,即经络"内连脏腑,外络枝节",脏腑的病变可以在相关经络的腧穴处找到反应点(如压痛点、条索状物等)。反之,通过经络上的腧穴反应点也可以判断相关脏腑的病变状况。因此,如果人体某一部位出现病灶,那么在脏腑经络和肢体部位都会出现病理反应点或征象,刺激这些穴位可以治疗相应部位的病变。

五、两类自身免疫交叉反应

免疫反应是机体对抗原刺激的反应,也是机体"识别自己、排除异己"的一种重要生理功能。在正常情况下,免疫系统通过体液免疫和细胞免疫机制以抵抗外界入侵的病原生物、维持自身生理平衡以及消除突变细胞,从而起到保护机体的作用。当免疫反应异常,无论是反应过高或过低均能引起组织损害,导致疾病。

免疫系统在一定条件下会产生两类自身免疫交叉反应:

第一类是自身病灶产生的抗体(即机体某一部位发病成为病灶时,该部位的组织和细胞就会出现异常而引起机体的免疫反应),由于抗自身病灶抗体可通过体液循环例外地攻击那些与整体病灶部位同名的部位,使这些同名的部位造成免疫损伤,出现免疫炎症反应。这就是整体病灶部位在耳穴上的病理反应点。

第二类是经外界刺激产生的抗体(即用针刺或灸法刺激病灶同名的穴位,造成合适剂量的小损伤,从而产生新的自身抗原和抗体)。这些抗体经体液循环与整体病灶发生较强的免疫交叉反应,以去除免疫抑制使疾病得到康复。

生物全息学者认为,"有相当大部分疾病未能痊愈的原因是由于免疫抑制,人体免疫反应力低下才不能痊愈的。如果去除免疫抑制,疾病就会得到治愈。"他们认为,对同名信息点(穴位)的刺激会激发机体新的自身免疫反应,调整免疫机制紊乱,纠正异常的免疫功能,使疾病得到痊愈。通俗地说,通过对同名信息点(穴位)的刺激使得皮下不健康组织形成局部疼痛症状。此时,机体的免疫系统会被充分地调动起来,把这些皮下疼痛部位当作外敌来消灭,这就是耳穴疗法的治疗作用机制。因此,全息生物学学者认为,两类自身免疫交叉反应是耳穴诊疗功能的重要理论依据。

六、耳部全息诊疗法

由于耳廓信息与人体全息对应,因此耳穴也叫"耳全息穴"。现代耳全息把耳视为人体的缩影,耳廓就像一个头朝下、臀向上的倒蜷缩在母体子宫中的胎儿,其分布规律是:与头面部相对应的全息穴区分布在耳垂或耳垂邻近,与上肢相对应的全息穴区分布在耳舟,与躯干或下肢相对应的全息穴区分布在对耳轮和对耳轮上下脚,与内脏相对应的全息穴区集中在耳甲艇与耳甲腔,与消化系统相对应的全息穴区在耳轮脚周围环形排列(图2-2)。由此可见,耳廓的全息穴区分布比较有规律,这些穴区与人体五脏六腑、四肢面骸、五官九窍一一对应,部位相对稳定客观,病理信息在耳廓信息点反映的特征较明显。如当人体发生疾病时,相应的耳部投射区内会出现阳性反应,例如耳穴部位会出现变色、变形、血管充盈、脱屑等改变。如果用仪器检查,还可发现局部温度、电阻、电磁等的变化。这些全息穴位,可以用来辅助诊断疾病和治疗疾病,也可以运用于保健、防病和辅助治疗疾病。

七、全息信息不全

1. 全息穴区分布不全

耳全息穴位主要针对大单一的节段和器官,不同的全息穴位面大小差异颇大,穴位名称笼统,有时无法区别细微的差别,因此不可避免地出现全息穴区不全的问题。由于全息穴区概念笼统,操作者有时无法进行有针对性的治疗,并且也无法评定全息穴位的诊疗效果。

2. 全息穴区功能不全

尽管在人体可以找到很多全息元,但在临床诊疗意义上有很多全息元或全息穴区功能不全。主要表现是

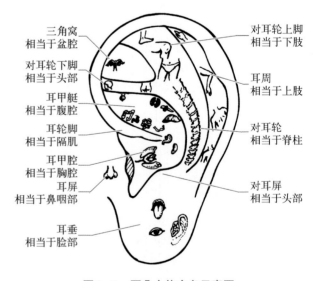

图2-2　耳朵人体全息示意图

脏腑的疾病没有反应到某一全息元的穴位,一直处于隐性而不表达的状态,故有时在某一全息元找不到疾病诊疗的指征。所以在穴区治疗不一定有疗效,这就要求在诊疗时互相参详辨证,即全息元之间要对比,找出最敏感诊疗穴位,只有这样才能达到最佳诊疗效果。

3. 全息信息不全

有些全息元从整体上来看信息是全的,但具体到全息元中的某一穴区,其信息就不一定能全部显现表达出来。有的生理病理信息呈显性,而有的生理病理信息找不到其表达区域,如果没有表达的信息穴位,就无法医治。

总之,全息元以及全息穴区的分布有一定规律,易学易记易掌握。在临床应用诊疗时要辨证施治,全息元之间要相互参详,在不同的全息元上寻找显性敏感诊疗穴位,以提高临床全息诊疗的疗效。

第三节 神经学说

神经分布全身,神经系统是人体内起主导作用的调节系统。人体内各器官、系统的功能在神经调节下,相互联系,相互制约,构成了完整统一的有机体;同时神经系统对体内外间各种环境变化可做出迅速的调节,以维持生命活动的正常进行。神经系统除调节感觉、调节随意运动和内脏活动外,还可调节脑的高级功能,以实现学习与记忆、语言与思维、情绪与心律、觉醒与睡眠等高级神经活动。

一、神经系统的组成

神经系统分为中枢神经系统和周围神经系统两大部分。中枢神经系统包括脑和脊髓。脑分为大脑、间脑、小脑和脑干四部分。脊髓主要是传导通路,能把外界的刺激及时传送到脑,然后再把脑发出的命令及时传送到周围器官,起到上通下达的桥梁作用。周围神经系统包括脑神经、脊神经和植物神经。脑神经共有12对,主要支配头面部器官的感觉和运动。脊神经共有31对,其中包括颈神经8对,胸神经12对,腰神经5对,骶神经5对,尾神经1对。脊神经由脊髓发出,主要支配身体和四肢的感觉、运动和反射。植物神经也称为自主神经,其又分为交感神经和副交感神经两部分,它们分布于内脏、心血管和腺体并调节这些器官功能,使内脏活动能适应内外环境的需要。

二、神经元及神经反射

1. 神经元

神经元又称神经细胞,是神经系统的基本结构和功能单位,具有感受刺激和传导兴奋的功能。神经元由胞体和突起两部分构成,其中突起又分为树突和轴突。神经元按照用途分为三种:输入神经、传出神经和连体神经。神经元间联系方式是互相接触,该接触部位称为突触,神经冲动由一个神经元的轴突通过突触传递到另一个神经元的树突或包体。神经元的基本功能是通过接受、整合、传导和输出信息,实现信息交换。

2. 神经反射

反射是神经调节的基本形式,其创伤性和非创伤性刺激都可引发神经反射。所谓反

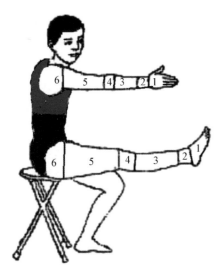

图2-3 手和脚相互对应反射

射,是指在中枢神经系统的参与下,对内环境和外环境的变化作出的有规律性的适应性反应。比如,足部反射区等。

除全息信息点与机体对应部位的神经反射联结外,人体的其他部位以及上下、前后、左右间也有神经反射联结。

研究发现,人体存在着上、下肢互相对应、互为作用的反射区。如手是脚的反射区,同样脚也是手的反射区;手指和脚趾互相对应;手腕部和脚踝部互相对应;前臂和小腿互相对应;肘和膝互相对应;上臂和大腿互相对应;肩关节和髋关节互相对应(图2-3)。

不论是上肢或下肢发生的病症,均可在特定部位找出相对应的反射。如腕关节扭伤,可在踝关节处找压痛点;反之,踝关节扭伤,也可在腕关节处找压痛点。

三、耳廓的神经

在人体的耳廓上富含较多神经(图2-4),在耳廓的皮肤中,分布着游离丛状感觉

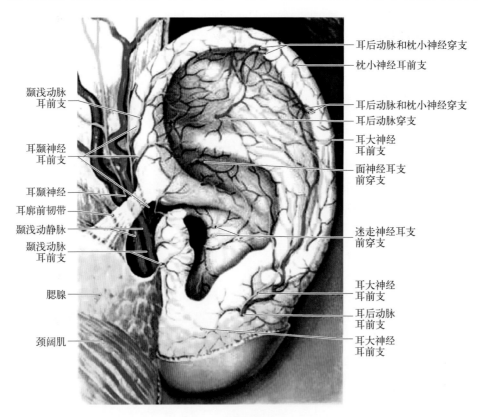

图2-4 耳廓前面局部解剖图

神经末梢、毛囊感觉神经末梢及环层小体；在耳廓软骨中，分布着单纯型和复杂型丛状感觉神经末梢及环层小体；在耳肌及肌腱中存在单纯型和复杂型丛状感觉神经末梢等。

现代生理学实验表明，来自内脏或躯体某一部位的神经冲动，与来自皮肤某部或某穴位的神经冲动，可以到达同一或邻近的神经元，发生聚合反应而相互影响。因此，当某个内脏或躯体某个局部有病变时，某个病理性的冲动可与耳穴相应的神经元之间发生联系，形成耳穴敏感点。如果适当地刺激敏感点，神经将刺激传递到相应部位，同时配合体液参与调节，就能使各项功能恢复平衡，进而达到治疗或保健目的。这就是现代科技研究耳穴产生的学说——神经体液学说。

综上所述，刺激耳穴病理反应点，往往可同时启动多个系统（如神经反射、疏通经络、特异性交叉免疫反应等）的功能，合理的非创伤性轻刺激即能启动神经、经络的功能，从而达到相应的祛病、健身作用。此外，施以合理的创伤性刺激，治疗效果会更好。

第四节　信息激潜学说

疾病的发生、发展和转归，取决于抗病力与致病力的强弱。致病力超过抗病力，疾病就发生、发展；抗病力压倒致病力，身体就康复。药物疗法、物理疗法、手术疗法等抗病、治病力量主要来自人体外部，用的是外力。而信息激潜学说学者认为，对人体进行良性的刺激，可以激发人体内在的抗病潜力，达到治疗疾病的目的。耳穴疗法就是运用此学说，通过刺激耳穴激发、激活体内抗病力的潜能，发挥其治疗作用。

信息激潜学说的基本点可以归纳为三个方面：① 人体是一个具有强大抗病潜力的有机体；② 人体具有完善的信息传递系统；③ 适度刺激可以激发人体抗病潜力。

一、人体具有强大的抗病力

信息激潜学说认为，人体具有强大的抗病力，人体的抗病力主要有"三个力""两个层次"。

"三个力"：

（1）抗击致病因子的防御力。人体具有的防御功能（免疫系统等）可阻止或杀灭致病因子，保护人体的健康。

（2）稳定机体内环境的调节力。机体各项生理活动之所以能相互协调、有节律地在正常范围内波动，是因为人体内神经和内分泌系统有客观调节力，使体内环境保持相对稳定。

（3）修复病损组织的再生力、自愈力。人体对自身病损组织有再生和愈合的能力，即自愈力。如皮肤破损、骨折、感冒等疾病的自我康复，主要是靠自愈力发挥作用。

"两个层次"：

一个层次是常力，另一个层次是潜力。常力是指平时显示的能力，潜力是指平时未显示的能力。一般来说，潜力总是大于常力。一位英国科学家曾说"人体所使用的能力，只是人体所具有能力的2%~3%"，因此人体实质蕴含有巨大的潜力。

二、人体具有完善的信息传递系统

信息激潜学说认为,人体具有完善的信息传递系统,主要是经络系统、神经系统、内分泌体液系统,还可能有目前尚未察觉的未知系统。

三、适度刺激可以激发人体抗病潜力

信息激潜学说认为,适度刺激对大脑具有唤醒作用,人体的潜力可以由特定的刺激激发,这种刺激包括主观感受到的和未能感受到的物理性刺激、化学性刺激、生物性刺激以及心理性刺激和病理性刺激。

信息激潜疗法,不是直接刺激作用于致病因子,而是通过信息传递启动机体的调节机制,激发调动自身的抗病力潜能来消除疾病的一种疗法。我国传统的针灸、推拿、拔罐、刮痧以及现代的反射区按摩法等,实质上都属信息激潜疗法。其优点是没有毒副作用,不但不会损伤人体,而且还有保健作用。刺激耳穴祛病健身也是一种常用的、有效的信息激潜疗法。此外,药物等虽有毒副作用,必要时也需合理应用,但要慎重。

信息激潜学说是刺激耳穴产生疗效的最重要的理论依据之一。

第五节　本章小结

耳穴疗法起源于中国,但现在耳廓正面与人体生理部位对应的耳穴,大都是现代用"实证法"确定的,而非中医传统经验的产物。这些以生理部位命名的耳穴所对应的是现代医学的生理解剖部位,与传统中医内脏的概念是不一样的。突出的例子如"脾",中医概念中的"脾"与生理解剖的"脾"就不相同,更不能同等看待。现代耳穴诊疗与现代医学关系密切,应遵循"循证医学"原则,批判继承、科学发展。

耳穴疗法的机制,各家说法不一。实际上,对耳穴的刺激会同时引起多个系统的反应。只讲一个理论机制显然是不全面的,神经反射学、生物全息、信息激潜学说和经络"阿是穴"的相关理论等,都是十分重要的,但也有主次之分。笔者认为,耳穴本质上是全身各部器官、组织驻防在耳廓的信息点;疾病的发生、发展与转归,取决于抗病力与致病力的强弱,耳穴疗法提升的抗病力主要来自人体自身激活的潜能。所以,耳穴疗法的机制应以"生物全息"和"信息激潜"为主。

刺激耳穴可同时引起多系统的反应,这些反应既有特异性(如心穴对应心,胃穴对应胃)反应,也有非特异性(如唤醒大脑,提高自愈力)反应。因此,一个特定穴位,既有它的特定功能也具有特定功能以外的功能。

目前,学者们对耳穴疗法机制的研究还处于百家争鸣阶段,其复杂的机制还有待有志者们进一步研究。

第三章

耳穴的命名、定位及功能

第一节 耳穴的分布规律

耳穴与人体解剖部位各组织、器官相对应，在耳廓上的分布很有规律。

一、耳朵和耳廓

耳朵的构成分为外耳、中耳、内耳三个部分（图3-1）。

外耳由耳廓和外耳道构成，可接受外界的声音并沿着耳道传导，引起鼓膜震动。

中耳鼓膜的震动引起三块听小骨（即锤骨、镫骨和钻骨）震动，将声音传到内耳。

内耳可产生神经冲动，冲动沿着听神经转为神经能，从而将声音的信息传到大脑，引起听觉。

其中，内耳、中耳从外面是看不到的，外耳的"外耳道"部分，从外面也看不到，我们能看到的是外耳部分的"耳廓"。耳廓在耳朵的外缘，是人们能看到的耳朵最外表的部分。耳廓突出于头面部两侧，除耳垂为脂肪与结缔组织构成外，其余均为软骨构成，外覆皮肤。耳穴就分布在耳廓的皮肤上。

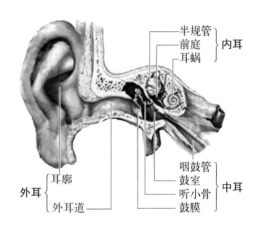

图3-1 耳的结构

二、耳廓表面解剖部位名称

（一）耳廓正面解剖部位名称

耳廓的解剖部位是耳廓的自然标志。耳穴的定位，用的是"自然标志定位法"，所以在讲耳穴定位前，先要了解耳朵的自然标志——耳廓的解剖部位名称（图3-2）。

1. 耳轮：耳廓最外圈的卷曲部分，包括耳轮脚和耳轮结节。

2. 耳轮脚：耳轮深入到耳腔内的横行突起部。耳轮脚相当于横膈。耳轮脚周围相当于消化道，包含口、食道、胃、十二指肠、小肠、大肠等信息点。

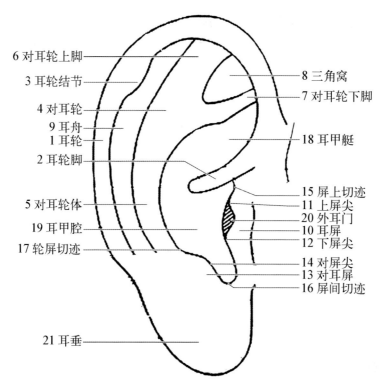

6 对耳轮上脚

3 耳轮结节

4 对耳轮

9 耳舟
1 耳轮

2 耳轮脚

5 对耳轮体

19 耳甲腔

17 轮屏切迹

8 三角窝

7 对耳轮下脚

18 耳甲艇

15 屏上切迹
11 上屏尖
20 外耳门
10 耳屏
12 下屏尖

14 对屏尖
13 对耳屏
16 屏间切迹

21 耳垂

图3-2　耳廓正面解剖部位名称

3. 耳轮结节：耳轮上方稍突起处。

4. 对耳轮：与耳轮相对呈"Y"形状隆起部分，包括对耳轮体、对耳轮上脚、对耳轮下脚。

5. 对耳轮体：相当于脊柱及躯干，包含有颈椎、胸椎、腰骶椎及颈、胸、腹等信息点。

6. 对耳轮上脚：对耳轮向上分叉的上支。相当于下肢，包含髋、膝、踝、跟、趾等信息点。

7. 对耳轮下脚：对耳轮向前分叉的下支。相当于臀部，包含臀、坐骨神经等信息点。

8. 三角窝：对耳轮上下脚之间构成的三角形凹窝。相当于盆腔，包含盆腔、内生殖器等信息点。

9. 耳舟：对耳轮和耳轮之间的凹沟。相当于上肢，包含有锁骨、肩、肘、腕、指等信息点。

10. 耳屏：耳廓前面的瓣状突起处，又称耳珠。相当于咽喉，包含内鼻、外鼻、咽喉、肾上腺等信息点。

11. 上屏尖：耳屏游离缘上部的尖端处。

12. 下屏尖：耳屏游离缘下部的尖端处。

13. 对耳屏：耳垂上部与耳屏相对的隆起处。对耳屏相当于头部，包含脑、皮质下、额、颞、枕等信息点。

14. 对屏尖：对耳屏游离缘的尖端。

15. 屏上切迹：耳屏上缘和耳轮脚之间的凹陷。屏上切迹包含外耳的信息点。

16. 屏间切迹：耳屏与对耳屏之间的凹陷。屏间切迹相当于内分泌。

17. 轮屏切迹：对耳轮和对耳屏之间的凹陷处。轮屏切迹相当于脑干。

18. 耳甲艇：耳轮脚以上的凹陷部分。耳甲艇相当于腹部，包含肾、输尿管、膀胱、胰、肝等信息点。

19. 耳甲腔：耳轮脚以下的凹陷部分。耳甲腔相当于胸部，包含心、肺、气管等信息点。

20. 外耳道口（外耳门）：耳甲腔前方的孔巧。在耳甲腔内，为耳屏所遮盖。

21. 耳垂：耳廓下部，无软骨的皮垂。耳垂相当于面部，包含牙、舌、颌、眼、内耳、面颊、扁桃体等信息点。

（二）耳廓背面解剖部位名称

耳廓背面解剖部位名称如图3-3所示。

1. 耳轮背面：耳轮背部的平坦部分。

2. 耳垂背面：耳垂背部的平坦部分。

3. 对耳轮上脚沟：在对耳轮上脚的背面凹陷处。

4. 对耳轮下脚沟：在对耳轮下脚的背面凹陷处。

5. 对耳轮沟：在对耳轮体的背面凹陷处。

6. 耳轮脚沟：在耳轮脚的背面凹陷处。

7. 对耳屏沟：在对耳屏的背面凹陷处。

8. 耳舟隆起：在耳舟的背面隆起处。

9. 三角窝隆起：在三角窝的背面隆起处。

10. 耳甲艇隆起：在耳甲艇的背面隆起处。

11. 耳甲腔隆起：在耳甲腔的背面隆起处。

12. 上耳根：在耳廓与头部相连的最上部。

13. 耳迷根：在耳轮脚后沟的耳根处。

14. 下耳根：在耳廓与头部相连的最下部。

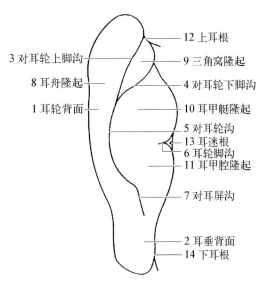

图3-3 耳廓背面解剖部位名称

第二节 耳穴的定位和功能

耳全息穴有两大类：一类是反映人体相关部位，以人体生理部位名称命名，我们称它为"部位穴"，如肝、心、脾、肺、肾等穴；另一类不反映具体生理部位，但有特定的医疗保健功能，我们称它为"功能穴"，常用的有神门、内分泌、耳尖等穴。功能穴常配合相关部位穴使用，以加强疗效，也可以单独使用。

一、耳垂部分

耳垂对应人体的面部，从屏间切迹软骨下缘至耳垂下缘画三条等距水平线，再在第二水平线上引两条垂直等份线，由前向后，由上向下把耳垂分为9个区。第一区为牙，第二区为舌，第三区为颌，第四区为垂前，第五区为眼，第六区为内耳，第七区为身心穴，第八区为

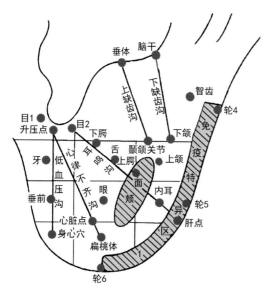

图3-4 耳垂部分的穴位分布

扁桃体,第九区为空白区。此外还包含面颊、目1(屏间前)、目2(屏间后)、升压点、免疫特异区1、低血压沟、心律不齐沟、耳鸣沟、缺齿沟、智齿、颞颌关节、心脏点、肝点(漂亮穴)共21个穴位(图3-4)。

1. 牙

在第一区,曾用名称:拔牙麻醉点、牙痛点。

牙穴对应牙,是部位穴。

主治病症参考:牙痛、牙周炎、低血压。

2. 舌、上腭、下腭

在第二区。

(1)舌穴对应人体的舌头,是部位穴。可用于治疗舌部疾病。

主治病症参考:舌炎、舌痛、舌部溃疡等舌部病症。

(2)上腭穴对应人体的上腭包括上唇,是部位穴。

主治病症参考:唇炎、口腔溃疡、三叉神经上颌支痛、牙周炎。

(3)下腭穴对应人体的下腭包括下唇,是部位穴。

主治病症参考:唇炎、口腔溃疡、三叉神经下颌支痛、牙周炎。

3. 颌(分上颌和下颌)

在第三区。

下颌在上线的中点、上颌在中点。

颌穴是部位穴,对应上颌、下颌。

主治病症参考:牙痛、牙周炎、颞颌关节功能紊乱、三叉神经痛。

4. 垂前

在第四区,曾用名称:拔牙麻醉点、神经衰弱点、早醒点。

垂前是功能穴。

主治病症参考:神经衰弱、早醒、多梦。

5. 眼

在第五区。

眼穴是部位穴,对应人体的眼睛,可用于眼部保健和治疗眼部疾病。

主治病症参考:急性结膜炎、电光性眼炎、麦粒肿、角膜炎、青光眼、屈光不正、视网膜病变、小儿弱视、假性近视等各种眼疾。

6. 内耳

在第六区。

内耳穴对应人体的内耳,是部位穴,对内耳病症有治疗功能。

主治病症参考：内耳眩晕症、听力减退、耳鸣、中耳炎等耳部疾病。

7. 身心穴

在第七区。

身心穴是功能穴，是诊断治疗情绪变化的特定点穴。

主治病症参考：忧郁、焦虑不安、神经过敏、紧张等。

8. 扁桃体

在第八区。

扁桃体穴是部位穴，对应人体的扁桃体，可用于治疗扁桃体疾患。

主治病症参考：扁桃体炎、咽喉炎。

9. 面颊穴

在第五区和第六区中间。

面颊穴对应面颊部，是部位穴，可以治疗面颊部位的疾病。

主治病症参考：周围性面瘫、面肌痉挛、三叉神经痛、面部皮肤病等。

10. 目 1

在屏间切迹前上方。曾用名称：屏间前、青光。

目1是功能穴。

主治病症参考：青光眼、视网膜炎、假性近视。

11. 目 2

在屏间切迹后下方。曾用名称：屏间后、散光。

目2是功能穴。

主治病症参考：假性近视、散光、结膜炎、麦粒肿。

12. 升压点

在目1与目2两穴之间，屏间切迹下方。

升压点穴是功能穴。

主治病症参考：主治低血压。

13. 免疫特异区 1

从轮4至轮6。

免疫特异区1是功能穴，是诊断免疫功能及肿瘤的特定区。

主治病症参考：免疫功能低下、良性肿瘤、恶性肿瘤等。

14. 低血压沟

从升压点至耳垂7区。

低血压沟是功能穴，是诊断低血压的特定沟。

主治病症参考：低血压。

15. 心律不齐沟

从升压点至耳垂8区。曾用名称：冠心病沟。

心律不齐沟是功能穴，可用于治疗心脏疾病。

主治病症参考：冠心病、心律不齐等心脏疾病。

16. 耳鸣沟

从目2至耳垂6区内耳。

耳鸣沟是功能穴。

主治病症参考：耳鸣及听力下降。

17. 智齿

在耳轮尾与下颌之间。

智齿是部位穴，对应人体的智齿。

主治病症参考：牙痛。

18. 缺齿沟（分上缺齿沟和下缺齿沟）

① 上缺齿沟：从脑垂体至上颌或下颌区间内的一条沟，是诊断上牙缺损的特定沟，在治疗上无意义。

② 下缺齿沟：从脑干至下颌或智齿区间内的一条沟，是诊断下牙缺损的特定沟，在治疗上无意义。

19. 颞颌关节

在第三区上线偏左。

颞颌关节是部位穴，对应人体的颞颌关节。

主治病症参考：耳鸣、耳聋、颞颌关节炎和颞颌关节紊乱。

20. 心脏点

在第八区心律不齐沟上。

心脏点是功能穴，是诊疗心脏疾病的要穴。

主治病症参考：用于治疗心脏疾病。

21. 肝点

在内耳下方约0.2厘米处，又名漂亮穴。

肝点是功能穴，有保肝和美容的效果。

主治病症参考：用于治疗肝胆疾病。

二、耳屏部分

耳屏俗称小耳朵，是人体鼻咽部的信息区，分耳屏内侧和外侧。在耳屏外侧有外耳、屏尖、外鼻、肾上腺、降率点、渴点、饥点7个穴位（图3-5）；在耳屏内侧有咽喉、内鼻、耳颞神经3个穴位（图3-6）。

1. 外耳

在屏上切迹前方近耳轮部。

外耳穴是部位穴，对应人体耳外侧。

主治病症参考：外耳道炎、中耳炎、耳鸣、耳廓皮肤病、耳廓神经痛、三叉神经痛、颈项部疼痛。

2. 外鼻

在耳屏外侧面正中稍前。曾用名称：鼻眼净。

外鼻穴是部位穴，对应人体鼻外侧。

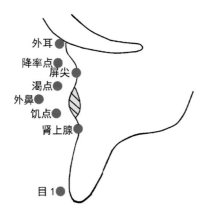
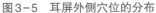

图3-5　耳屏外侧穴位的分布

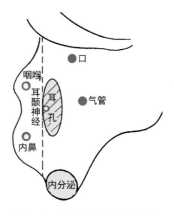

图3-6　耳屏内侧穴位的分布

主治病症参考：鼻前庭炎、鼻炎、酒糟鼻、鼻疖肿等。

3. 内鼻

在耳屏内侧面下1/2处。

内鼻穴是部位穴，对应人体鼻内侧。

主治病症参考：鼻炎、过敏性鼻炎、副鼻窦炎、鼻出血、感冒等各种鼻部疾病。

4. 屏尖

耳屏前方有两个隆起的尖端，上面一个是屏尖穴。曾用名称：珠顶。

屏尖穴是功能穴。

主治病症参考：发热、疼痛、牙痛。

5. 肾上腺

耳屏前方有两个隆起的尖端，下面一个是肾上腺穴。

肾上腺穴是部位穴，对应人体肾上腺。

主治病症参考：① 有肾上腺素和肾上腺皮质激素的作用，常用于抗炎、抗过敏、抗休克、抗风湿及各种细菌感染后所引起的严重中毒症状；② 对血管有调节舒张或收缩作用，用于低血压患者和毛细血管的出血、渗血的止血；③ 有退热作用，可用于各种原因的高热患者。高血压患者不能使用此穴。

6. 咽喉

在耳屏内侧面的上1/2处。

咽喉穴是部位穴，对应人体咽喉。

主治病症参考：声音嘶哑、咽喉炎、扁桃体炎、梅核气、支气管炎。

7. 饥点

在外鼻与肾上腺之间。

饥点是功能穴，有控制饮食功能。

主治病症参考：对胃有双向调节作用，如果饥饿按压此点可以缓解饥饿感，如果饱胀按压此点可以促进食物的消化。常见耳朵饥点痛是因为外耳道发炎。饥点对糖尿病及其他原因所致的消谷善饥症有疗效，也是减肥、控制饮食的要穴。

8. 渴点

在外鼻与屏尖之间。

渴点是功能穴,有止渴功能。可控制饮水量,有生津解渴作用。

主治病症参考:神经性多饮、糖尿病、尿崩症等。

9. 降率点

在渴点与外鼻之间。

降率点是功能穴,是调整心率、降心率之要穴。

主治病症参考:心动过速、房颤。

10. 耳颞神经

在耳屏内侧面的咽喉和内鼻之间、偏里近外耳道内。

耳颞神经对应人的耳颞神经,是部位穴。

主治病症参考:耳聋、耳鸣。

三、对耳屏部分

耳廓对耳屏对应人体头和脑部。为准确定位,将对耳屏从对屏尖向内、外两侧分成两部分。外侧有腮腺、垂体、脑干、枕、颞、额、顶、平喘、晕区、神经衰弱区10个穴位(图3-7);内侧有皮质下、睾丸、兴奋点、丘脑、卵巢、癫痫点、脑7个穴位(图3-8)。

1. 腮腺

在耳廓对屏尖的尖端。曾用名称:对屏尖。

腮腺穴是部位穴,它具有调节呼吸中枢及平喘止咳功能。

主治病症参考:支气管哮喘、腮腺炎、睾丸炎、皮肤瘙痒症等。

2. 脑干

在轮屏切迹处。

脑干穴是部位穴,它对应人体的脑干。

主治病症参考:脑干穴有健脑功能,对脑干有调节作用,常用来治疗脑膜刺激症、癫痫、

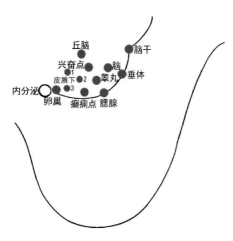

图3-7 对耳屏内侧面耳穴分布

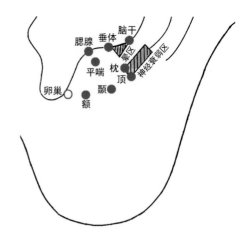

图3-8 对耳屏外侧面耳穴分布

精神分裂症、多动症、脑萎缩、面肌痉挛、神经官能症等,对止咳及退烧有疗效。

3. 垂体

在对屏尖与轮屏切迹之间。曾用名称:脑点、缘中。

垂体穴是部位穴,对应人体脑垂体。

主治病症参考:脑垂体功能紊乱、内耳眩晕症、遗尿症等。

4. 枕

在对耳屏外侧面的后上方。曾用名称:晕点。

枕穴是部位穴,对应人体枕部。具有镇静、止痛、止晕、明目等功能,是止晕的要穴。

主治病症参考:头痛、头晕、哮喘、癫痫、神经衰弱等。

5. 顶

在对耳屏外侧面的后上方,枕穴垂直向下0.15厘米处。

顶穴是部位穴,对应人体头顶。

主治病症参考:头顶疼痛。

6. 颞

在对耳屏外侧面的中部。曾用名称:太阳。

颞穴是部位穴,对应人体颞部。

主治病症参考:偏头痛。

7. 额

在对耳屏外侧面的前下方。

额穴是部位穴,对应人体额部,为健脑要穴。

主治病症参考:头晕、前头痛、失眠、多梦。

8. 平喘

在对屏尖前下方约0.2厘米处。

平喘穴是功能穴,具有调节呼吸中枢及平喘功能。

主治病症参考:过敏性气管炎、支气管哮喘等。

9. 晕区

在对耳屏外侧面上方,脑干与垂体之间区域。

晕区是功能穴,具有诊断和治疗头晕作用。

主治病症参考:各种原因所致的头晕。

10. 神经衰弱区

在颈椎与枕、顶两穴之间。

神经衰弱区是功能穴,具有诊断和治疗神经衰弱作用。

主治病症参考:失眠、入睡慢。

11. 睾丸

在对耳屏内侧面,对屏尖下约0.2厘米处。

睾丸穴是部位穴,对应人体睾丸。

主治病症参考:阳痿、不育症、前列腺肥大、睾丸肿大。

12. 皮质下

在对耳屏内侧面前下方,分为神经系统皮质下区、消化系统皮质下区、心血管系统皮质下区三个区,三者呈等边三角形。

皮质下是部位穴,对应大脑皮层,有调节大脑皮层功能的作用。

主治病症参考:常用于辅助治疗大脑皮层兴奋和抑制功能失调引起的症候群,如神经官能症、精神分裂症、假性近视等。此穴还具有消炎、消肿、止汗、止痛、缓解腹胀的作用。

13. 兴奋点

在对耳屏内侧,对耳屏尖下约0.4厘米处。

兴奋点是功能穴,是促兴奋要穴。

主治病症参考:嗜睡、夜尿症、肥胖症、性功能低下诸症。

14. 丘脑

在对耳屏内侧,对耳屏尖下约0.6厘米处。

丘脑穴是部位穴,对应人体下丘脑,对内脏及体内的生理活动有调节作用。

主治病症参考:单纯性肥胖、过食性肥胖、嗜睡、水肿、内分泌功能紊乱。

15. 卵巢

在屏间切迹内缘后上约0.3厘米处。

卵巢穴是部位穴,对应人体卵巢。

主治病症参考:月经不调、闭经、性功能子宫出血、性冷淡、性功能低下、更年期综合征、不孕症、卵巢炎、附件炎、痛经。

16. 癫痫点

在对耳屏内侧面上方,腮腺和心血管皮质下之间。

癫痫点是功能穴,是治疗癫痫的要穴。

主治病症参考:癫痫。

17. 脑

在对耳屏内侧面上方,轮屏切迹内缘前上约0.3厘米处。

脑穴是部位穴,对应人体的脑,是治疗脑源性疾病的要穴。

主治病症参考:脑动脉硬化、脑供血不足、脑血栓后遗症、癫痫、帕金森病、小儿多动症、阿尔茨海默病等。

四、耳甲腔部分

耳甲腔是人体胸腔的信息区,分布有心、肺、气管、支气管、脾、内分泌、三焦、血液点、脾肿大区、牙痛点10个穴位(图3-9)。

1. 心

在耳甲腔中央。

心穴是部位穴,对应人体的心脏,具有强心、调节血压、宁心安神、清泄心火等功能。

主治病症参考:常用于治疗心、脑血管系统疾病,如冠心病、心律不齐、高血压、神经衰弱、癔症、口舌生疮等病症。但是按此穴大约有20%的人会有不良反应,如胸闷、眩晕等,所以心穴要谨慎使用。

2. 肺

在耳甲腔中央周围，也就是在"心穴"的周围。曾用名称：肺点、肺气肿点。

肺穴是部位穴，对应人体肺部，有调节肺的功能。肺穴以心区为界，肺区近外耳道口一侧为肺上部（肺尖）的代表区，近对耳轮一侧为肺下部（肺底）的代表区。

主治病症参考：肺炎、咳喘、胸闷、痤疮、皮肤瘙痒症、荨麻疹、鼻炎、声音嘶哑、便秘等。

3. 气管

在外耳道口与心穴之间。

气管穴是部位穴，对应人体气管。

主治病症参考：气管炎和咳喘。

4. 脾

在耳甲腔的后上方。

脾穴是部位穴，对应人体的脾脏。

主治病症参考：腹胀、腹泻、便秘、食欲不振、内耳眩晕、功能性子宫出血、白带过多等。

5. 内分泌

在耳甲腔底部屏间切迹内。

内分泌穴是常用的功能穴，能调节全身内分泌、抗过敏，并有增强免疫调节的作用。

内分泌穴的主要功能是与其他穴位联合使用以增强疗效，如与甲状腺穴联合治甲状腺病，与胰胆穴联合治糖尿病，配合其他治疗穴位可增强免疫调节功能等。

主治病症参考：痛经、月经不调、更年期综合征、痤疮、尿崩等。

6. 三焦

在耳甲腔底部"内分泌穴"后方。

三焦穴是功能穴，中医的"三焦"指胸、腹部的三个部位，即上焦（膈肌以上的胸部）、中焦（膈肌与脐之间的上腹部）、下焦（脐以下的下腹部），三焦穴有通利水道、消炎、止痛的功能。

主治病症参考：腹胀、便秘、上肢外侧疼痛等。

7. 支气管

在气管与上肺之间。

支气管穴是部位穴，对应人体支气管。

主治病症参考：急慢性气管炎和支气管扩张。

8. 血液点

在脾和颈穴连线中点。

血液点是功能穴，是诊断和治疗血液病的参考点。

主治病症参考：血液系统疾病。

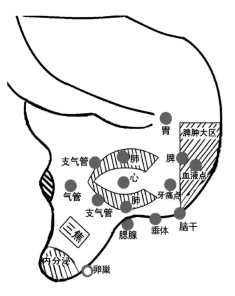

图3-9　耳甲腔部分的穴位分布

9. 脾肿大区

在脾与对耳轮内侧缘所构成的区域内。

脾肿大区是诊断脾肿大和脾气虚弱的特定区。

主治病症参考：脾肿大和脾虚。

10. 牙痛点

在脾和垂体之间。

牙痛点是功能穴，是治疗牙痛的参考点。

主治病症参考：牙痛。

五、耳轮脚周围部分

耳轮脚周围的穴位分布在耳甲腔和耳甲艇内，是消化道的信息区，依次分布着口、食道、贲门、胃、幽门、十二指肠、小肠、阑尾\乙状结肠、大肠9个穴位（图3-10）。

1. 口

在耳轮脚下方前1/3处。

口穴是部位穴，对应人体的口。

主治病症参考：口腔炎、咽喉炎、咳嗽、面瘫等。

2. 食道

在耳轮脚下方中。

食道穴是部位穴，对应人体的食道。

主治病症参考：食道炎、食道痉挛、梅核气、呼吸不畅等。

3. 贲门

在耳轮脚下方后1/3处。

贲门穴是部位穴，对应人体胃的贲门。

主治病症参考：贲门痉挛和神经性呕吐。

4. 胃

在耳轮脚消失处。曾用名称：幽门、下垂点奇点。

胃穴是部位穴，对应人体的胃部。

主治病症参考：胃痉挛、胃炎、胃溃疡、消化不良、失眠、牙痛。

5. 幽门

在耳轮脚上方后部。

幽门穴是部位穴，对应人体的幽门。

主治病症参考：腹痛、呕吐、消化不良、泄泻、痢疾、幽门痉挛、幽门梗阻、胃窦炎等症。

6. 十二指肠

在耳轮脚上方中后部。

十二指肠穴是部位穴，对应人体的十二指肠。

主治病症参考：十二指肠溃疡和幽门痉挛等。

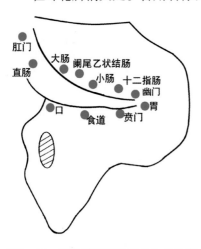

图3-10 耳轮脚周围部分的穴位分布

7. 小肠

在耳轮脚上方中部。

小肠穴是部位穴,对应人体的小肠。

主治病症参考:消化不良、腹痛、心律失常等。

8. 大肠

在耳轮脚上方前部。

大肠穴是部位穴,对应人体的大肠。

主治病症参考:腹泻、便秘、痤疮、咳嗽等。

9. 阑尾\乙状结肠

阑尾和乙状结肠是两个不同的脏器,一般定义为乙状结肠在左耳,阑尾在右耳。

(1)阑尾

在右耳的大、小肠两穴之间。

阑尾是部位穴,对应人体的阑尾。

主治病症参考:阑尾穴可用于辅助治疗单纯性阑尾炎,急性阑尾炎一般都考虑手术治疗。

(2)乙状结肠

在左耳的大、小肠两穴之间。

乙状结肠穴是部位穴,对应人体的乙状结肠。

主治病症参考:结肠炎。

六、耳甲艇部分

耳甲艇是腹部的信息区,除胃、肠外还分布着肝、胰胆、肾、膀胱、输尿管、前列腺\内尿道、下焦、醉点、腹水点、糖尿病点\胆道、脐、肝肿大区、腹胀区、肋缘下14个穴位(图3-11)。

1. 肝

在耳甲艇后下方。

肝穴是部位穴,对应人体肝脏。肝脏是人体最大的消化腺,也是重要的代谢器官,它分泌胆汁、贮存糖原、加工人体各种代谢所需的物质。肝脏还有解毒功能,不论是体内代谢过程中产生的毒性物质,或是直接来自体外的毒物以及药物的毒性,都要在肝脏进行解毒。肝穴有调节肝脏活力,治疗肝病的功能。

主治病症参考:胁痛、眩晕、癫痫、四肢麻木、痉挛、更年期综合征、高血压、假性近视、单纯性青光眼、头顶痛、慢性肝炎、胆道疾病等。

2. 胰胆

在肝、肾两穴之间。

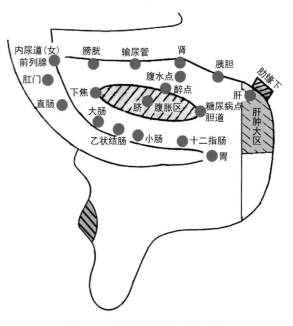

图3-11　耳甲艇部分的穴位分布

胰和胆是两个不同脏器，一般定义为胰在左耳、胆在右耳。胰胆穴对应胰和胆两个脏器，是部位穴，对胰、胆都有调节功能。

主治病症参考：胆囊炎、胆石症、带状疱疹、胰腺炎、消化不良、糖尿病、耳鸣、耳聋、中耳炎、偏头痛等。

3. 肾

在对耳轮上、下脚分叉处下方的耳甲艇部。

肾穴是部位穴，对应人体的肾。肾穴有壮阳气、益精液、强腰脊、补脑髓、利水道、聪耳明目功能，为强壮保健穴。

主治病症参考：肾盂肾炎、遗尿症、颈椎、腰痛、耳鸣、耳聋、月经不调、遗精早泄、脱发、浮肿、神经衰弱等。

4. 膀胱

在对耳轮下脚的前下方。

膀胱穴是部位穴，对应人体的膀胱。

主治病症参考：膀胱炎、遗尿症、尿潴留、坐骨神经痛、腰痛、尿频、尿急、尿痛、肾盂肾炎、后头痛等。

5. 输尿管

在肾与膀胱两穴之间。

输尿管穴是部位穴，对应人体的输尿管。

主治病症参考：输尿管结石绞痛、尿潴留、尿频、尿急、尿痛、尿失禁、肾盂肾炎、尿路感染、前列腺炎等。

6. 前列腺\内尿道（女）

在耳甲艇前上角。曾用名称：艇角。

前列腺、内尿道（女）穴是部位穴，对应人体的前列腺或内尿道（女）。

主治病症参考：前列腺增生、前列腺炎、尿频、尿急、尿痛、尿失禁、尿路感染等。

7. 脐

在耳甲艇中央。曾用名称：艇中、腹中、醉点、腹膜。

脐穴是部位穴，对应人体的肚脐。

主治病症参考：腹痛、腹胀、腹泻、痛经、便秘、肠炎、减肥等。

8. 下焦

在膀胱与大肠之间。曾用名称：少腹。

下焦穴是功能穴，是治疗泌尿生殖系统、妇科疾病的要穴。

主治病症参考：痛经、附件炎、盆腔炎、不育症、子宫内膜炎、子宫内膜异位、前列腺炎、前列腺肥大等引起的少腹疼痛。

9. 糖尿病点\胆道

胆道和糖尿病点是两个不同穴位，一般定义为糖尿病点在左耳，胆道在右耳。

① 胆道

在胆与十二指肠之间，是诊断和治疗胆道感染的要穴。

胆道穴是部位穴,对应人体的胆道。

主治病症参考:胆道感染、胆囊炎、胆结石等。

② 糖尿病点

在胰与十二指肠之间。

糖尿病穴是功能穴,是诊断和治疗糖尿病的特定点。

主治病症参考:糖尿病。

10. 腹水点

在肾与十二指肠之间。曾用名称:利水点。

腹水穴是功能穴,是诊断和治疗水湿不运的要穴。

主治病症参考:腹水、浮肿、减肥等。

11. 醉点

在肾与小肠之间。

醉点穴是功能穴,是用于戒酒和解酒的要穴。

主治病症参考:酒醉和戒酒。

12. 肋缘下

在对耳轮内侧缘,肝穴外侧的耳腔缘。

肋缘下穴是功能穴,是诊断肝区痛及肝脏大小的要穴。

主治病症参考:肝胆疾病。

13. 肝肿大区

在肝到脾肿大区处。

肝肿大区是部位穴,对应人体肝区,是诊断肝脏大小的特定区。

主治病症参考:肝病。

14. 腹胀区

在耳甲艇中央区域。

腹胀区是部位穴。对应人体的腹部,是诊断和治疗腹胀的要穴。

主治病症参考:胀气。

七、三角窝部分

三角窝主要是盆腔和内生殖器的信息区,分布有神门、盆腔、内生殖器(子宫)、宫颈、降压点、耳肝点、附件、腹股沟、便秘点共9个穴位(图3－12)。

1. 神门

在三角窝内,对耳轮上、下脚分叉处稍上方。

神门穴是功能穴。此穴有调节大脑皮层的兴奋与抑制的功能,有消炎、止痛、镇静、安眠、降压的功能。神门属止痛

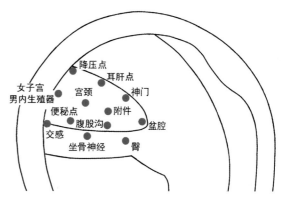

图3－12　三角窝部分的穴位分布

要穴,可用于一切痛症。

主治病症参考:用于治疗失眠、多梦、痛症、炎症、戒断综合征等。

2. 盆腔

在三角窝内,对耳轮上、下脚分叉处的内缘。曾用名称:腰痛点。

盆腔穴是部位穴,对应人体的盆腔。

主治病症参考:盆腔炎、下腹疼痛、痛经、前列腺炎、腰痛等。

3. 宫颈

在三角窝凹陷处中前缘。

宫颈穴是部位穴,对应人体的宫颈。

主治病症参考:宫颈炎、宫颈糜烂、带症、前列腺炎等。

4. 内生殖器(子宫)

在三角窝凹陷处前缘。曾用名称:精宫、天癸。

内生殖器穴是部位穴,对应人体的内生殖器(子宫)。

主治病症参考:痛经、月经不调、白带过多、功能性子宫出血、遗精、早泄、不孕不育症、子宫内膜炎、子宫内膜异位、性功能减退等。

5. 降压点

在三角窝内前上方。曾用名称:角窝上。

降压点是功能穴,它的功能主要是降血压。

主治病症参考:高血压。

6. 耳肝点

在降压点与神门之间。曾用名称:肝炎点。

耳肝点是功能穴,它的功能主要是治疗肝区疼痛。

主治病症参考:肝炎、胆囊炎。

7. 附件

宫颈与盆腔之间。

附件穴是部位穴,对应人体内的附件。

主治病症参考:附件炎、痛经、带症、少腹痛、前列腺炎等。

8. 腹股沟

对耳轮下脚的上缘中、后处。

腹股沟穴是部位穴,对应人体的腹股沟。

主治病症参考:下腹部疼痛、腹股沟淋巴结炎、腹股沟疝等。

9. 便秘点

在对耳轮下脚的上缘中、前处。

便秘点是功能穴,它是诊断便秘的特定点。

主治病症参考:便秘,但疗效不肯定。

八、耳舟部分

耳舟对应上肢,是人体上肢的信息区,有指、腕、过敏区、肘、肩、肩关节、锁骨、肾炎点、腋下、风湿线10个穴位(图3-13)。

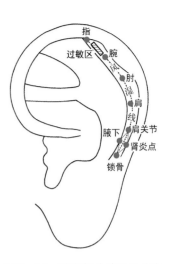

图3-13 耳舟部分的穴位分布

1. 指

将耳舟分成6个等份,自上而下,第一等份为指穴。曾用名称:阑尾1。

指穴是部位穴,对应人体的手指。

主治病症参考:甲沟炎、手指疼痛和麻木等指关节疾病。

2. 腕

将耳舟分成6个等份,自上而下,第二等份为腕穴。

腕穴是部位穴,对应人体的手腕。

主治病症参考:腕关节炎、腕关节扭伤、腕部疼痛等。

3. 过敏区

在指、腕两穴之间。曾用名称:风溪、荨麻疹点。

过敏区是功能穴,主要功能是抗过敏。

主治病症参考:荨麻疹、皮肤瘙痒症、过敏性鼻炎等过敏性疾病。

4. 肘

将耳舟分成6个等份,自上而下,第三等份为肘穴。曾用名称:睡眠诱导点、速听点。

肘穴是部位穴,对应人体的肘。

主治病症参考:肱骨外上髁炎(网球肘)、肘部扭伤、肘部疼痛、风湿性关节炎、耳鸣耳聋等。

5. 肩

将耳舟分成6个等份,自上而下,第四等份为肩穴。曾用名称:阑尾2。

肩穴是部位穴,对应人体的肩。

主治病症参考:肩关节周围炎、肩部疼痛等。

6. 肩关节

将耳舟分成6个等份,自上而下,第五等份为肩关节穴。

肩关节穴是部位穴,对应人体的肩关节。

主治病症参考:肩关节扭伤、肩关节周围炎、肩背痛等。

7. 锁骨

将耳舟分成6个等份,自上而下,第六等份为锁骨穴。曾用名称:阑尾3。

锁骨穴是部位穴,对应人体的锁骨。

主治病症参考:肩关节周围炎、肩颈部疼痛、无脉症等。

8. 肾炎点

在锁骨和肩关节之间外缘中点。

肾炎点是功能穴,主要功能是治疗和诊断肾小球肾炎。

主治病症参考:肾小球肾炎。

9. 腋下

在锁骨和肩关节之间内缘中点。

腋下穴是部位穴,对应人体的腋下。

主治病症参考:腋窝部疼痛、腋窝下淋巴结炎、腋窝及上臂水肿、多汗症等。

10. 风湿线

在耳舟中间,从指到锁骨。

风湿线是功能穴,主要功能是祛风湿。

主治病症参考:风湿病。

九、对耳轮部分

对耳轮体对应脊柱及躯干,对耳轮上脚对应下肢,对耳轮下脚对应臀部,分布着相关的全息穴。对耳轮体有颈椎、胸椎、腰椎、骶椎、尾椎、颈、胸、腹、热穴、乳腺、腹外、甲状腺、腰痛点13个穴位(图3-14)。

1. 颈椎

在对耳轮下1/5处。

颈椎穴是部位穴,对应人体的颈椎。

主治病症参考:颈椎综合征、落枕等。

2. 胸椎

在对耳轮中2/5处为胸椎穴。

胸椎穴是部位穴,对应人体的胸椎。

主治病症参考:胸椎骨质增生、胸背部伤痛等。

3. 腰椎

在对耳轮上2/5处为腰椎。

腰椎穴是部位穴,对应人体的腰椎。

主治病症参考:腰椎病变、腰椎骨质增生、腰部疼痛等。

4. 骶椎

对耳轮上1/5处为骶椎。

骶椎穴是部位穴,对应人体的骶椎。

主治病症参考:骶椎部疼痛、夜尿症、遗尿等。

5. 尾椎

在对耳轮上、下脚分叉处三角窝顶角的外缘。

尾椎穴是部位穴,对应人体的尾椎。

主治病症参考:尾椎部疼痛。

6. 颈

在颈椎穴前侧耳甲缘。

颈穴对是部位穴,对应人体的颈部。

主治病症参考:落枕、颈部淋巴结炎、颈项肌肉拉伤肿痛等。

7. 胸

在胸椎穴前侧耳甲缘。

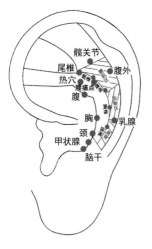

图3-14 对耳轮部分的穴位分布

胸穴是部位穴,对应人体的胸部。

主治病症参考:胸胁痛、胸闷、胸膜炎、肋软骨炎、乳腺炎、带状疱疹等。

8. 腹

在腰骶椎穴前侧耳甲缘。

腹穴是部位穴,对应人体的腹部。

主治病症参考:肠炎、便秘、腹痛、腹胀、腹泻、急性腰扭伤、减肥、产后子宫收缩痛、痛经等。

9. 热穴

在尾椎与腹之间。

热穴是功能穴,主要功能是活血通络,改善外周血液循环,提高皮肤温度。

主治病症参考:脉管炎、静脉炎、糖尿病引起的血液循环障碍和肢体怕冷等。

10. 乳腺

在胸椎与颈椎之间外缘。

乳腺穴是部位穴,对应人体的乳腺。

主治病症参考:经前乳房胀痛、乳腺炎、产后泌乳不足、小叶增生、乳腺肿瘤等乳房疾病。

11. 腹外

在腰椎外缘。

腹外是功能穴,主要功能治疗泌尿系统结石引起的肾区疼痛。

主治病症参考:肾结石。

12. 甲状腺

在颈与脑干穴之间。

甲状腺是部位穴,对应人体的甲状腺。

主治病症参考:甲状腺肿瘤、甲状腺弥漫性增生、甲状腺功能减退或亢进等。

13. 腰痛点

在腰骶椎区的痛点处。

腰痛点是功能穴,主要功能是治疗腰部伤痛。

主治病症参考:腰部的急慢性伤痛。

十、对耳轮上、下脚部分

对耳轮上脚分布有趾、跟、踝关节、膝关节、髋关节、足心、足背、股内侧8个穴位。对耳轮下脚分布有臀、坐骨神经和交感3个穴位(图3-15)。

1. 趾

在对耳轮上脚的外上角,近耳尖部。

趾穴是部位穴,对应人体的脚趾。

主治病症参考:甲沟炎、趾部伤痛、四肢末

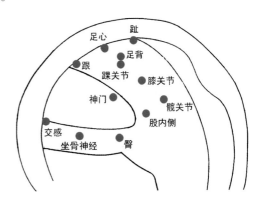

图3-15 对耳轮上、下脚部分的穴位分布

梢血液循环障碍等。

2. 跟

在对耳轮上脚的内上角,近三角窝上部。

跟穴是部位穴,对应人体的脚跟。

主治病症参考:足跟痛、跟腱炎等。

3. 踝关节

在跟、膝关节两穴之间。

踝关节穴是部位穴,对应人体的脚踝。

主治病症参考:踝关节炎、踝关节扭伤等。

4. 膝关节

在对耳轮上脚的中处。

膝关节穴是部位穴,对应人体的膝关节。

主治病症参考:膝关节肿痛、膝关节炎、膝关节扭伤和膝关节无力等。

5. 髋关节

在对耳轮上脚的下1/3处。

髋关节穴是部位穴,对应人体的髋关节。

主治病症参考:髋关节疼痛、坐骨神经痛等。

6. 足心

在趾和跟之间。

足心穴是部位穴,对应人体的足心。

主治病症参考:足心痛。

7. 足背

在趾和踝关节之间。

足背穴是部位穴,对应人体的足背。

主治病症参考:足背疾患。

8. 股内侧

在盆腔和髋关节之间。

股内侧穴是部位穴,对应人体的股内侧区。

主治病症参考:股内侧肌肉紧张、酸痛等。

9. 臀

在对耳轮下脚的后1/3处。

臀穴是部位穴,对应人体的臀部。

主治病症参考:臀部肌肉损伤和炎症引起的病痛。

10. 坐骨神经

在对耳轮下脚的前2/3处。

坐骨神经穴是部位穴,对应人体的坐骨神经。

主治病症参考:坐骨神经痛。

11. 交感

在对耳轮下脚的末端与耳轮交界处。

交感穴是部位穴,对应人体的交感神经。交感穴有调节植物神经系统的功能,对内脏有解痉镇痛作用,对血管有舒张和调节作用,常用于辅助治疗植物神经功能紊乱引发的诸症,并有止汗、止酸、止涎的作用。遇出血性疾病和腹胀时禁止用此穴。

主治病症参考:胃脘痉挛、心绞痛、胆绞痛、肠绞痛等。

十一、耳轮及耳轮脚部分

在耳轮及耳轮脚上分布着膈、耳中、奇点、直肠、尿道、外生殖器、肛门、痔疮点、耳尖、肝阳、枕小神经点、动情穴、免疫特异区2、肾区共14个穴位(图3-16)。

1. 耳中

在耳轮脚中点的下缘处。曾用名称:零点、神经官能症点。

耳中穴是功能穴,具有止痒、助消化及治疗小儿遗尿症的功能。

主治病症参考:咯血、腹泻,消化不良、荨麻疹、皮肤瘙痒、呃逆、白内障、小儿遗尿症、小儿腹胀等。

2. 膈

在耳道孔垂直向上方的耳轮脚处。

膈穴是功能穴,有止血、止痒功能。

主治病症参考:止血、凉血、解痉、止痒等。

3. 奇点

在耳轮脚消失处。

奇点穴是功能穴,用于辅助治疗一些神经性的疾病。

主治病症参考:神经痛、瘫痪、痉挛等。

4. 直肠

在近屏上切迹的耳轮处,与大肠穴同水平的耳轮处。曾用名称:直肠下段。

直肠穴是部位穴,对应人体的直肠。

主治病症参考:便秘、腹泻、脱肛、痔疮等。

5. 尿道

在直肠穴上方,与膀胱穴同水平的耳轮处。

尿道穴是部位穴,对应人体的尿道。

主治病症参考:尿频、尿急、尿痛、尿潴留等。

6. 外生殖器

在尿道穴上方,与交感穴同水平的耳

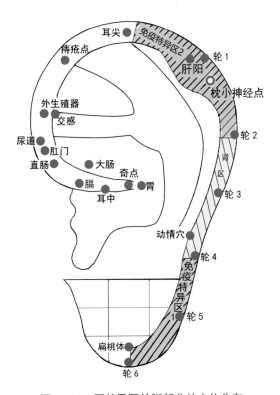

图3-16 耳轮及耳轮脚部分的穴位分布

轮处。

外生殖器穴是部位穴,对应人体的外生殖器。

主治病症参考:睾丸炎、附睾炎、外阴瘙痒症等。

7. 肛门

在与对耳轮上脚前缘相对的耳轮处。曾用名称:痔核点。

肛门穴是部位穴,对应人体的肛门。

主治病症参考:痔疮、肛裂、脱肛等。

8. 痔疮点

在与对耳轮上脚前缘相对的耳轮上。曾用名称:肛门。

主治病症参考:痔疮。

9. 耳尖

在耳轮顶端,与对耳轮上脚后缘相对的耳轮处。

耳尖穴是功能穴,具有退热、镇静、降血压、止痛,抗过敏等功能。

主治病症参考:发热、高血压、急性结膜炎、麦粒肿等。

10. 肝阳

在耳轮结节处。曾用名称:结节、达尔文结节。

肝阳穴是功能穴,对肝功能有调节作用。

主治病症参考:头晕、头痛、高血压、肝胆疾病等。

11. 免疫特异区2

在耳轮的外上方,耳轮结节的上、下缘。

免疫特异区2是功能穴,是诊断肿瘤和提高免疫力的特定区。

主治病症参考:良性肿瘤、恶性肿瘤、免疫力低下等。

12. 动情穴

在耳轮尾消失处。

动情穴是功能穴,是改善性功能低下的要穴。

主治病症参考:性功能低下、性冷淡、阳痿等。

13. 枕小神经点

在耳轮结节内侧缘处。

枕小神经点是功能穴,是通经活络、镇静止痛要穴。

主治病症参考:血管痉挛、脑动脉硬化、神经官能症、四肢麻木、头部麻木、颈椎病、后头痛等。

14. 肾区

在耳轮上,从轮2至轮4穴。曾用名称:扁桃体2、扁桃体3。

肾区穴属功能穴,是诊治肾功能低下的要穴。

主治病症参考:扁桃体炎、上呼吸道感染、发热等。

十二、耳背部分

对于耳背穴位的分布,学者的见解分歧较大,出版的书籍也有多种不同见地的版本,这里主要描述《耳穴国际标准化方案》中在耳背分布的穴位，数量不多。这里仅介绍上耳根、耳迷根、下耳根和耳背沟、多梦区5个穴位（图3-17）。

1. 上耳根

在耳根最上缘。曾用名称：郁中、脊髓。

上耳根穴是功能穴，有止血的功效。

主治病症参考：鼻出血和神经系统疾病。

2. 耳迷根

在耳背与乳突交界的根部，耳轮脚对应处。

耳迷根穴是功能穴，具有调节内脏的功能。

主治病症参考：胆囊炎、胆石症、糖尿病、心动过速、腹痛、腹泻等。

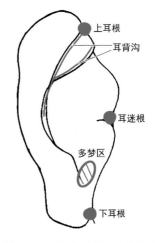

图3-17 耳背部分的穴位分布

3. 下耳根

在耳根的最下缘。

下耳根穴是功能穴，主要用于治疗低血压。

主治病症参考：低血压、内分泌功能紊乱、耳鸣、听力下降、眼疾等。

4. 耳背沟

耳背沟穴是Y型的3条线，位于对耳轮上、下脚及对耳轮主干，在耳背呈"Y"字型凹沟部。曾用名称：降压沟。

耳背沟穴是功能穴，有降血压功效。

主治病症参考：高血压、皮肤瘙痒、心脏疾病等。

5. 多梦区

在屏间切迹背面。

多梦区是功能穴，有提高睡眠质量的作用。

主治病症参考：多梦、失眠、情绪烦躁、精神压抑、神经衰弱等。

第四章

耳穴诊断

耳穴诊断,就是通过观察耳穴上不同的病理反应变化,实现辅助临床诊断及鉴别诊断疾病的一种诊病方法。由于目前对耳穴诊断的规律尚未完全掌握,耳穴的反应仅供诊断参考,应做进一步检查,不宜轻易下结论。

耳廓的正常位置位于头颅两侧,其上缘与眉齐平,下缘位于鼻基底的水平线上。超过这段距离的称为大耳朵,不足者称为小耳朵。而耳朵的厚薄尚无统一标准,只能凭经验区分。

中医认为,耳朵的大小一般与遗传及正常的生理发育有关,特别与肾脏的发育情况有关。耳为肾窍,这里所讲的肾,包括了人的泌尿、生殖、内分泌几大系统的功能。因此,从人耳朵大小色泽就可以看出体内肾气的强弱。若耳廓厚大,是形盛;耳廓薄小,乃形亏。由于遗传因素的作用,父母双方都是大耳朵,孩子一般均为大耳朵。如果父母双方均为小耳朵,那么孩子一般也是一对小耳朵。

第一节　耳穴诊断的特点

一、耳穴诊断的优点

1. 耳穴敏感度高,病理反应出现早

疾病的发生与发展需经历从量变到质变的过程。病变早期,当机体尚未察觉、医疗仪器也难检测时,耳穴往往已出现病理反应,对诊断有预测意义。因此有利于早发现、早检查、早诊断、早预防、早治疗,也可提高治愈率。

2. 直观方便

耳廓都暴露在外,易于诊断检测。

3. 相对安全

耳穴诊断是无创伤诊断,并且没有毒副作用。

4. 简单易学又经济

耳穴的名称和分布简明扼要,且有规律,便于初学者掌握。目前,临床常以直接视诊和简便仪器为主,操作简便,自我诊断,见效快,且经济。

二、耳穴诊断的缺点

耳穴诊断的不足之处在于检测到的阳性指标缺乏特异性,存在假阳性或假阴性。一般只能作为提示发生某种疾病的可能而不能确诊,因此只宜用作辅助诊断。

第二节　耳穴诊断的常用方法

现代医学发现,患病及其轻重程度在对应耳穴上会出现某些不同的反应。耳穴诊断就是通过对耳廓表面区域及穴位进行望、触、测及辨证综合分析而进行辅助诊断的一种方法。

一、耳穴视诊法

（一）望耳廓概述

望耳廓一般主要观察耳廓的形状、厚薄、软硬度及颜色等。

1. 耳朵厚大的人,多为肾气充足;耳朵薄而小的人,多为肾气亏虚;耳瘦削者是正气虚,多属肾精或肾阴不足;耳轮萎缩是肾气竭绝。

2. 耳轮和耳垂明显萎缩、干瘪、枯墨、卷曲等外形改变,可见于各种晚期恶性肿瘤、白血病、肝昏迷、肾功能衰竭、心力衰竭、弥漫性血管内凝血、脑溢血等危重患者的弥留之际。

3. 耳肿起色红者,多属少阳火上攻。

4. 耳前、耳后皆见肿胀者,为阳明中风症。

5. 耳廓络脉显现充盈,多为气滞血瘀所致。多见于各种痛症、咯血或静动脉粥样斑块。

6. 耳垂发生弯曲改变者,多为心脏疾病或肝脏疾病。

7. 两侧耳轮呈部分性肥厚者阳气过盛,易患风湿、多痰或心脏疾病。

8. 耳薄而脏、毫无生气者,显示体质虚弱,疲乏无力。

9. 耳垂瘦薄,甚至连血管网都看得非常清楚者,常见于突眼性甲状腺肿和呼吸系统疾病。

10. 耳廓上出现淤斑或淤点为久病血瘀。

11. 耳内长出小肉,形如樱桃或羊奶头,称为"耳痔"。因肝经怒火、肾经相火、胃经积火郁结而成。

（二）望耳廓表面形态

现代医学发现,耳廓表面形态的变化有重大的诊断意义。望耳廓表面形态主要是观察耳廓形态变化,一般表现为耳朵的形态、色泽、络纹的变化,以及异常凸起物或凹陷和点压出现的变化。当耳廓及其耳穴出现异常改变或失去了正常的组织结构特点时,就要考虑到健康状况发生变化的可能性。

1. 变色

变色是指耳穴部位的颜色不同于其周围的皮肤色泽。常见变色有红色反应、白色反应、灰色反应和褐色反应等。

（1）红色反应

有鲜红（充血）、淡红、暗红之分（图4-1）。鲜红色反应常见于痛症、急性病症或慢性病急性发作以及月经期等;淡红常见于疾病初期或慢性疾病以及月经初期等;暗红色常见于

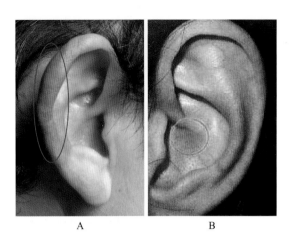

图4-1　耳穴部位呈红色反应
A.暗红色,疾病恢复期;B.鲜红色,疾病急性期

疾病恢复期以及月经后期等。

（2）白色反应

有白色、中央小白点边缘红晕或片状白色中有点状红晕（图4-2）。白色反应多见慢性疾病,白点边缘红晕或片状白色中有点状红晕属慢性疾病急性发作或疾病愈后又复发。

（3）灰色反应

多见于陈旧性疾病、肿瘤、内脏器官中毒等（图4-3）。

（4）褐色反应

常见于疾病的恢复期、既往病史、恶性肿瘤或体内异物及痔疮等（图4-4）。

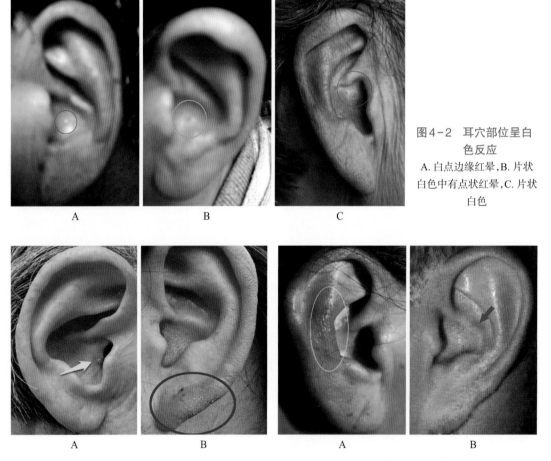

图4-2　耳穴部位呈白色反应
A.白点边缘红晕,B.片状白色中有点状红晕,C.片状白色

图4-3　耳穴部位呈灰色反应
A.陈旧性疾病呈灰色症状,B.恶性肿瘤呈灰色症状

图4-4　耳穴部位呈褐色反应
A.既往病史呈褐色反应,B.疾病恢复期呈褐色反应

2. 变形

变形反应：局部呈点状或沟形状凹陷，或结节、片状、条形状等隆起。常见于炎性反应、骨质增生、退形性变化、外伤、结核病、阑尾炎、肝肿大、心血管疾病、脊椎病、肿瘤等。

（1）结节状：有点状凸出于皮肤（图4-5）。

（2）链球状：几个结节状连接在一起，凸出于皮肤（图4-6）。

（3）条索状：呈条索状凸出于皮肤（图4-7）。

（4）片状：呈片状凸出于皮肤（图4-8）。

（5）凹陷：有点状凹陷、沟状凹陷和片状凹陷（图4-9）。

3. 丘疹

丘疹反应是指耳廓局部呈白色或红色的点状丘疹。常见于各种慢性炎症，如妇科病、肠病、胃病、膀胱炎、急慢性支气管炎、心肺疾病、过敏性疾病、皮肤病等（图4-10）。

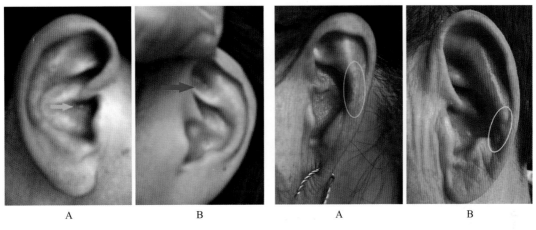

　　图4-5　耳穴部位呈结节状　　　　　　　　图4-6　耳穴部位呈结节状
　　A、B.慢性疾病呈结节状凸起　　　A.退形性变化呈链球状凸起，B.颈椎病呈链球状凸起

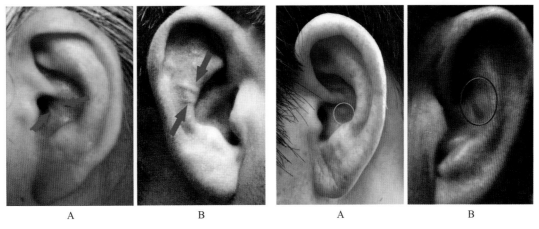

　　图4-7　耳穴部位呈条索状凸起　　　　　　图4-8　耳穴部位呈片状凸起
　A.慢性疾病呈条索状凸起，B.外伤呈条索状凸起　　A.炎症呈片状凸起，B.肝肿大呈片状凸起

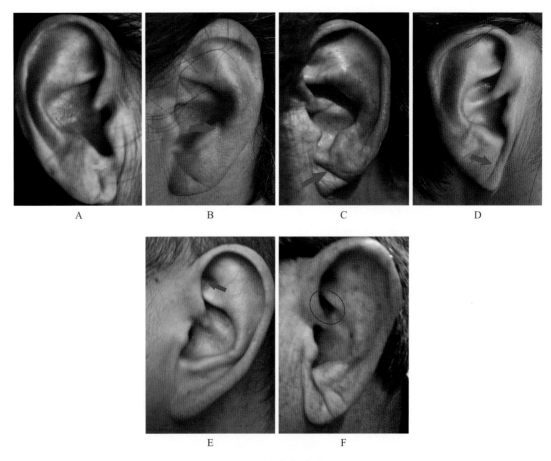

图4-9　耳穴部位出现凹陷

A、B.点状凹陷,C、D.沟状凹陷,E、F.片状凹陷

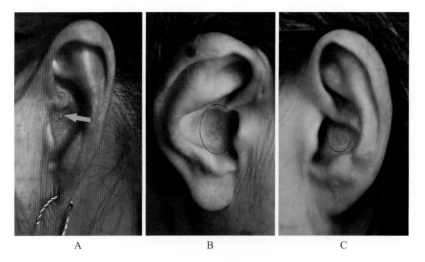

图4-10　耳穴部位出现丘疹反应

A.慢性支气管炎丘疹反应,B.肺心病丘疹反应,C.心脏疾病丘疹反应

4. 血管变化

血管变化表现为血管充盈、扩张。常见于心血管疾病、脑血管疾病、急性炎症、急性出血性疾病等(图4-11)。

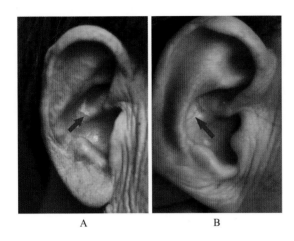

图4-11 耳穴部位出现血管变化
A. 血管扩张,B. 血管充盈

5. 脱屑

脱屑反应是指皮肤表面可见脱屑,多为糠皮样或鳞片状,不易擦去。常见于炎性反应、皮肤病、吸收功能低下、内分泌紊乱、妇科病、痔积、便秘等疾病(图4-12)。

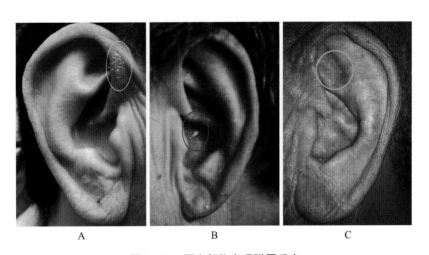

图4-12 耳穴部位出现脱屑反应
A. 皮肤病呈脱屑反应,B、C. 炎症呈脱屑反应

二、耳穴触诊法

耳穴触诊是一种用压棒探触穴位,寻找压痛敏感点及形态变化来进行疾病诊断的方法。

1. 压痛法

压痛法是用压棒探触穴位,寻找压痛敏感点。

（1）压痛敏感程度分三级

第一级（+）：呼痛，但能忍受。

第二级（++）：呼痛，同时出现皱眉、眨眼等痛觉反应。

第三级（+++）：不能忍受的剧痛，同时出现躲闪、出汗等较强的痛觉反应。

（2）一般规律

人体患病时，耳廓上的压痛敏感点往往可以在数处同时出现，但（+++）压痛点通常出现在与病变位置对应的耳穴区内。耳穴压痛，在疾病发作时明显，与患病脏器同侧的相应耳穴反应尤甚。病程短者，压痛反应明显；病程长者，耳廓压痛敏感度明显降低。

2. 触划法

触划法是用耳穴棒在耳廓穴区进行划动，以探测有无压痕、条索、凹陷、隆起等形态变化。

3. 触摸法

触摸法是用手指的指腹触摸耳廓穴区，以触摸有无结节、条索、增生、水肿、凹陷等变化。

三、耳穴电测法

电测法是通过测试耳穴的皮肤电阻，以电阻降低的部位作为体内疾病诊断参考。

1. 耳穴的电特性

耳廓皮肤电阻范围是100~5000千欧姆。当人体患病时，与病变部位相关的耳穴上电阻值明显降低，电阻范围是20~500千欧姆。通过耳穴探测仪把异常低电阻信息转化为声、光、数字等方式指示出来，借此来诊断疾病。

2. 分级

弱阳性：声响弱、音调低、不伴刺痛，以（-）表示。

阳性：声响强、音调仍低、伴有刺痛，以（+）表示。

强阳性：声响强、有音调改变、伴有强烈刺痛，以（++）表示。

3. 一般规律

一种疾病在耳廓上出现的良导点一般有数个，但总以与疾病部位相应的主要耳穴区电阻值最低，并伴有强烈刺痛。

阳性良导点与强阳性良导点对诊断疾病具有参考意义，强阳性良导点在耳穴诊断中属特定参考穴。

综上所述，视诊法、触诊法、电测法这三种方法中均存在优缺点。进行耳穴辅助诊断时一般是三种方法综合运用，叫"一看、二测、三压"，同时再配合"四佐证"。

一看：视诊，看耳穴的阳性反应。

二测：测电良导点。

三压：触诊，看压痛敏感程度。

四佐证：一般用查足部病理反应点来佐证。由于机体发生病变后，足部对应反射区也会出现疼痛敏感等病理反应，可以用于进行佐证治疗（图4-13）。

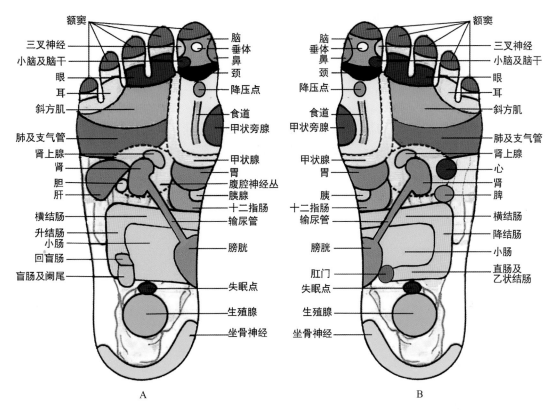

图4-13 足底反射区
A.右足底反射区,B.左足底反射区

第三节 耳穴诊断彩图

耳穴望诊诊断,是指按照消化、呼吸、心血管血液循环、神经、泌尿、伤痛、生殖、皮肤、五官、肿瘤等疾病的彩图病理阳性反应特征进行鉴别诊断。

一、内科疾病

（一）消化系统疾病

1. 急性食道炎

（1）视诊:食道区可见片状红晕或隆起（图4-14）。

（2）触诊:食道区压痛(++)。

（3）电测:食道区呈阳性或强阳性反应。

2. 慢性食道炎

（1）视诊:食道区可见片状隆起、脱屑、丘疹等（图4-15）。

（2）触诊:食道区压痛(+)。

（3）电测:食道区呈阳性反应。

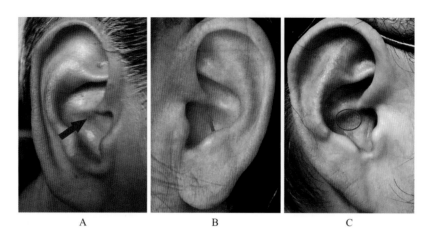

图4-14 急性食道炎的耳穴视诊图

A. 食道区可见片状红晕隆起, B、C. 食道区有红晕

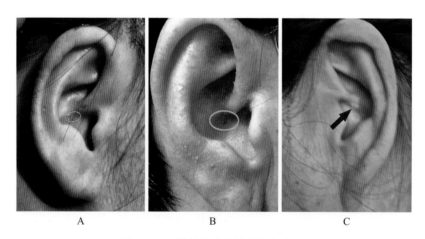

图4-15 慢性食道炎的耳穴视诊图

A. 食道区有脱屑, B. 食道区有丘疹, C. 食道区可见片状隆起

3. 食道肿瘤

(1) 视诊: 食道区可见质硬肿块(图4-16)。

(2) 触诊: 食道区压痛(++)。

(3) 电测: 食道区呈阳性或强阳性反应。

4. 食道癌

(1) 视诊: 食道区有不规则灰褐色结节,免疫特异区有褐灰色反应(图4-17)。

(2) 触诊: 食道和免疫特异区触及甚痛(+++)。

(3) 电测: 食道区呈强阳性反应。

5. 急性贲门炎

(1) 视诊: 贲门区可见点或片状红晕(图4-18)。

(2) 触诊: 贲门区压痛(++)。

(3) 电测: 贲门区呈阳性或强阳性反应。

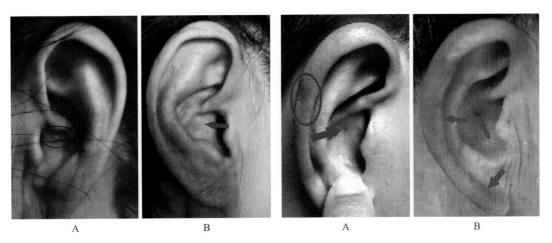

图4-16　食道肿瘤的耳穴视诊图
A、B.食道区有硬肿块

图4-17　食道癌的耳穴视诊图
A、B.食道区有不规则灰褐色结节,免疫特异区有褐灰色反应

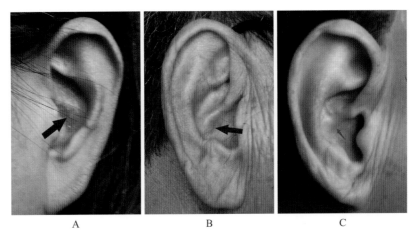

图4-18　急性贲门炎的耳穴视诊图
A、B、C.贲门区可见片状红晕

6. 慢性贲门炎

（1）视诊：贲门区可见不平坦、脱屑、隆起或凹陷（图4-19）。

（2）触诊：贲门区压痛（+）。

（3）电测：贲门区呈阳性反应。

7. 贲门肿瘤

（1）视诊：贲门可见结节状隆起（图4-20）。

（2）触诊：贲门区质硬压痛（++）。

（3）电测：贲门区呈阳性或强阳性反应。

8. 贲门癌

（1）视诊：贲门区有不规则灰褐色结节,免疫特异区有褐灰色反应（图4-21）。

（2）触诊：贲门区和免疫特异区触及甚痛（+++）。

（3）电测：贲门区呈强阳性反应。

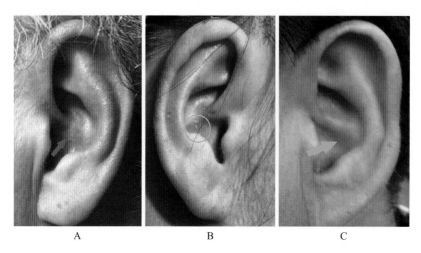

A　　　　　　　　B　　　　　　　　C

图4-19　慢性贲门炎的耳穴视诊图

A.贲门区有结节,B.贲门区有脱屑,C.贲门区隆起

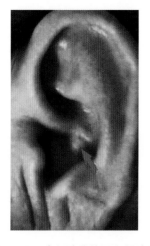

图4-20　贲门肿瘤的耳穴视诊图

贲门可见结节状隆起

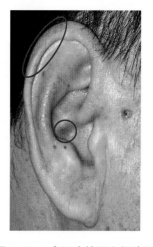

图4-21　贲门癌的耳穴视诊图

贲门区有不规则灰褐色结节,免疫特异区有褐灰色反应

9. 裂孔疝

（1）视诊：贲门有缺损凹陷（图4-22）。

（2）触诊：贲门区压痛（++）。

（3）电测：贲门区呈阳性或强阳性反应。

10. 急性胃炎

（1）视诊：胃区可见片状红晕或毛细血管充盈（图4-23）。

（2）触诊：胃区压痛（++）。

（3）电测：胃区呈阳性或强阳性反应。

11. 慢性胃炎

（1）视诊：胃区可见片状隆起（图4-24）。

（2）触诊：胃区压痛（+）。

（3）电测：胃区呈阳性反应。

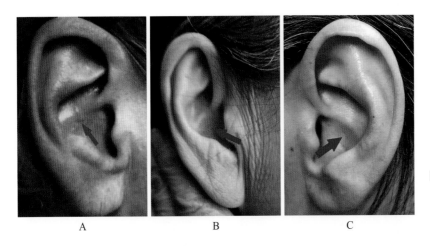

图4-22　裂孔疝的耳穴视诊图

A、B、C. 贲门有缺损凹陷

A　　　　　　　B　　　　　　　C

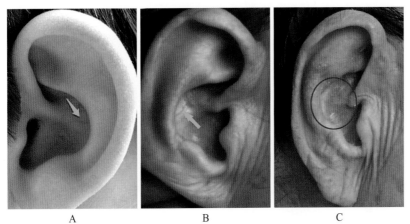

图4-23　急性胃炎的耳穴视诊图

A、B. 胃区可见毛细血管充盈，C. 胃区可见片状红晕

A　　　　　　　B　　　　　　　C

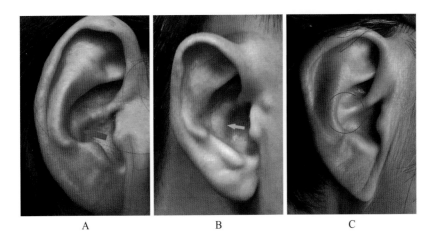

图4-24　慢性胃炎的耳穴视诊图

A、B、C. 胃区可见片状隆起

A　　　　　　　B　　　　　　　C

12. 浅表性胃炎

(1)视诊：胃区可见片状白色隆起（图4-25）。

(2)触诊：胃区压痛（+）。

(3)电测：胃区呈阳性反应。

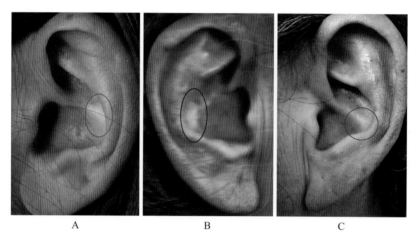

A   B   C

图4-25　浅表性胃炎的耳穴视诊图

A、B、C. 胃区可见片状白色隆起

13. 慢性胃炎急性发作

(1)视诊：胃区可见片状隆起，伴有红晕（图4-26）。

(2)触诊：胃区压痛明显（++）。

(3)电测：胃区呈阳性或强阳性反应。

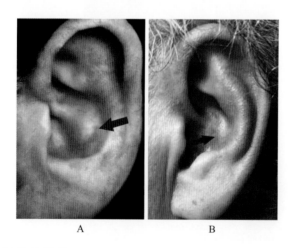

A   B

图4-26　慢性胃炎急性发作的
耳穴视诊图

A、B. 胃区可见片状隆起，伴有红晕

14. 肥厚性胃炎

(1)视诊：胃区可见大片增厚（图4-27）。

(2)触诊：胃区压痛（+）。

(3)电测：胃区呈阳性反应。

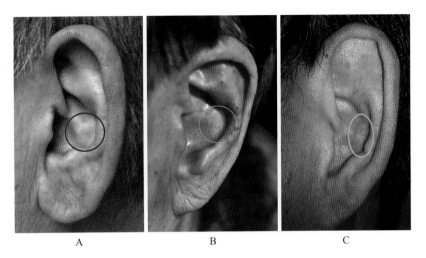

图4-27 肥厚性胃炎的耳穴视诊图

A、B、C. 胃区可见大片增厚

15. 胃溃疡

【活动期】

（1）视诊：胃区可见点状或片状红色凹陷（图4-28）。

（2）触诊：胃区甚痛（++）。

（3）电测：胃区呈阳性或强阳性反应。

【愈合期】

（1）视诊：胃区有褐色点状凹陷且边缘清晰（图4-29）。

（2）触诊：胃区痛（+）。

（3）电测：胃区呈阳性反应。

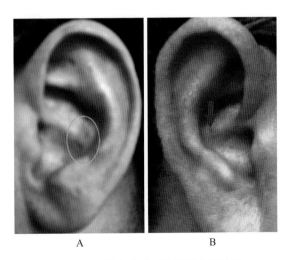

图4-28 胃溃疡活动期的耳穴视诊图

A、B. 胃区有点状红色凹陷

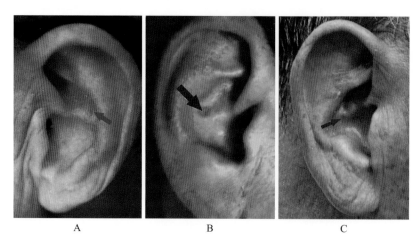

图4-29 胃溃疡愈合期的耳穴视诊图
A、B、C.胃区有褐色点状凹陷且边缘清晰

16. 萎缩性胃炎

(1)视诊：胃区可见低凹,似瘢痕样改变(图4-30)。

(2)触诊：胃区痛(+)。

(3)电测：胃区呈阳性反应。

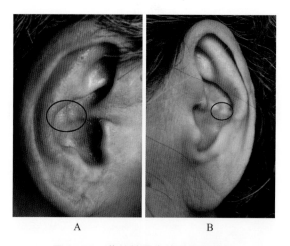

图4-30 萎缩性胃炎的耳穴视诊图
A、B.胃区可见低凹,似瘢痕样改变

17. 胃部肿瘤

【良性】

(1)视诊：胃区有肿块或圆形小结节(图4-31)。

(2)触诊：胃区皮下结节或质地较硬,伴有压痛(++)。

(3)电测：胃区呈阳性或强阳性反应。

【恶性】

(1)视诊：胃区有不规则结节呈褐灰色或皮肤粗糙变厚；免疫特异区有褐灰色反应

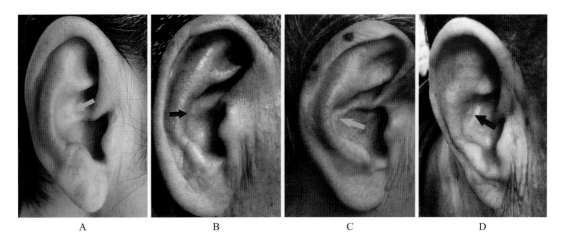

A   B   C   D

图4-31 胃部良性肿瘤的耳穴视诊图
A、B. 胃区有圆形小结节,C、D. 胃区有肿块

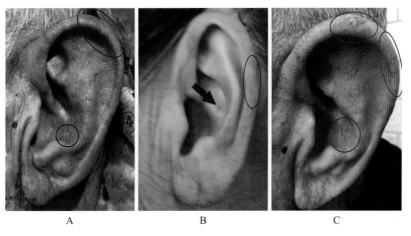

A   B   C

图4-32 胃部恶性肿瘤的耳穴视诊图
A、B. 胃区有不规则结节呈褐灰色,免疫特异区有褐灰色反应;C. 胃区皮肤粗糙变厚,免疫特异区有褐灰色反应

(图4-32)。

(2)触诊:胃区皮下结节不移动,胃区和免疫特异区强烈压痛(+++)。

(3)电测:胃区和免疫特异区呈强阳性反应。

【恶性肿瘤手术切除后瘢痕】

(1)视诊:胃区可见一条细瘢痕(图4-33)。

(2)触诊:胃区压痛(++)。

(3)电测:胃区呈强阳性反应。

18. 十二指肠炎

【活动期】

(1)视诊:十二指肠区可见毛细血管充盈(图4-34)。

(2)触诊:十二指肠区甚痛(++)。

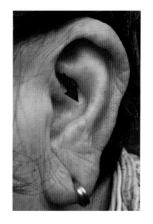

图4-33 胃部恶性肿瘤手术切除后的耳穴视诊图
胃区可见一条细瘢痕

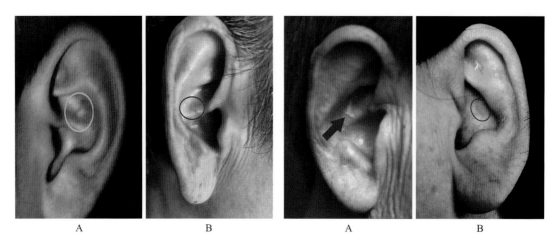

图4-34 十二指肠炎活动期的耳穴视诊图　　　图4-35 十二指肠炎静止期的耳穴视诊图

A、B.十二指肠区可见毛细血管充盈　　　A.十二指肠区可见毛细血管扩张,B.十二指肠区可见结节

（3）电测：十二指肠区呈阳性或强阳性反应。

【静止期】

（1）视诊：十二指肠区可见毛细血管扩张或结节（图4-35）。

（2）触诊：压痛（+）。

（3）电测：十二指肠区呈阳性反应。

19. 十二指肠溃疡

【活动期】

（1）视诊：十二指肠区可见红点,或毛细血管充盈多趋向胰胆区（图4-36）。

（2）触诊：甚痛（++）。

（3）电测：十二指肠区呈明显阳性反应。

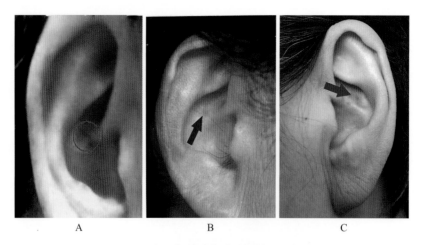

图4-36 十二指肠溃疡活动期的耳穴视诊图

A.十二指肠区可见毛细血管充盈,B、C.十二指肠区可见红点

【静止期】

（1）视诊：十二指肠区可见暗红色的凹陷点（图4-37）。

（2）触诊：压痛（+）。

（3）电测：十二指肠区呈阳性反应。

【恢复期】

（1）视诊：十二指肠区可见暗褐色的凹陷点（图4-38）。

（2）触诊：压痛（+）。

（3）电测：十二指肠区呈阳性反应。

【病史】

（1）视诊：耳轮脚上缘边缘不整齐，似瘢痕样改变；或十二指肠区有球部变形隆起（图4-39）。

（2）触诊：触及有块状物，无压痛。

（3）电测：十二指肠区无明显阳性反应。

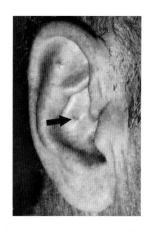

图4-37　十二指肠溃疡静止期的耳穴视诊图

十二指肠区可见暗红色的凹陷点

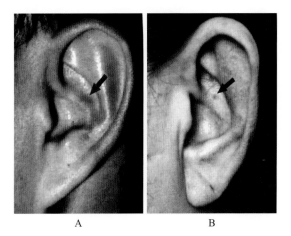

A　　　　　　B

图4-38　十二指肠溃疡恢复期的耳穴视诊图

A、B.十二指肠区可见暗褐色的凹陷点

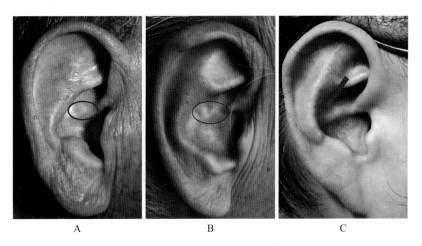

A　　　　　　B　　　　　　C

图4-39　十二指肠溃疡病史的耳穴视诊图

A、C.十二指肠区有球部变形隆起，B.耳轮脚上缘边缘不整齐，似瘢痕样改变

20. 肠炎

【急性】

（1）视诊：大肠区毛细血管充盈或呈片状充血（图4-40）。

（2）触诊：大肠区压痛（++）。

（3）电测：大肠区呈阳性反应。若过敏区、内分泌区亦呈阳性反应者，则为过敏性结肠炎。

【慢性】

（1）视诊：大肠区有丘疹（图4-41）。

（2）触诊：大肠区压痛（+）。

（3）电测：大肠区呈阳性反应。若过敏区、内分泌区亦呈阳性反应，则为过敏性结肠炎。

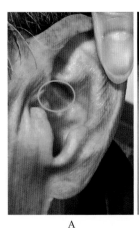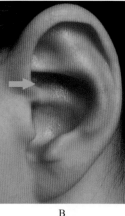

A B

图4-40 急性肠炎的耳穴视诊图

A. 毛细血管充盈，B. 大肠区呈片状充血

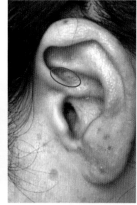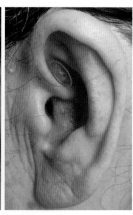

A B

图4-41 慢性肠炎的耳穴视诊图

A、B. 大肠区有丘疹

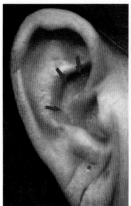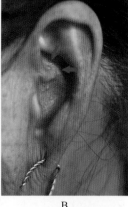

A B

图4-42 肠功能紊乱的耳穴视诊图

A. 大肠区可见红色凹陷，小肠区、胃区可见片状白色隆起，

B. 大、小肠区可见片状隆起，伴有丘疹

21. 肠功能紊乱

（1）视诊：小肠区、胃区可见片状白色隆起，大肠区平坦或凹陷，或大、小肠区有色红或暗紫丘疹（图4-42）。

（2）触诊：大、小肠区压痛（+）。

（3）电测：大、小肠区呈阳性反应。

22. 肠肿瘤

（1）视诊：大肠区可见结节（图4-43）。

（2）触诊：大肠区压痛（++）。

（3）电测：大肠区呈阳性或强阳性反应。

23. 肠息肉

（1）视诊：大肠区有圆形质软小结节

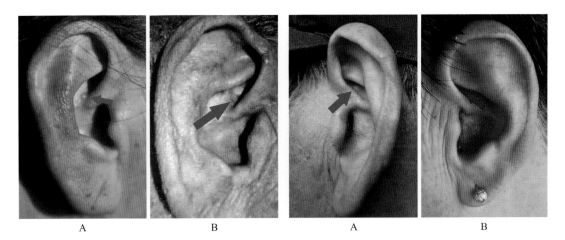

| A | B | A | B |

图4-43 肠肿瘤的耳穴视诊图
A、B. 大肠区可见结节

图4-44 肠息肉的耳穴视诊诊图
A、B. 大肠区可见结节

（图4-44）。

（2）触诊：大肠区有结节，质地较软，压痛（++）。

（3）电测：大肠区呈阳性或强阳性反应。

24. 肠癌

（1）视诊：大肠区可见灰褐色结节，免疫特异区色素沉着、污浊（图4-45）。

（2）触诊：大肠区和免疫特异区强烈压痛（+++）。

（3）电测：大肠区和免疫特异区呈强阳性反应。

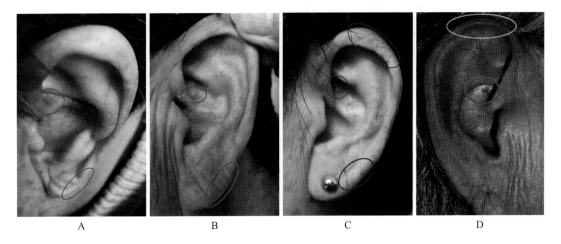

| A | B | C | D |

图4-45 肠癌的耳穴视诊图
A、B、C、D. 大肠区可见暗褐色结节，免疫特异区色素沉着、污浊

25. 慢性阑尾炎

（1）视诊：阑尾区有片状隆起（图4-46）。

（2）触诊：阑尾区压痛（+）。

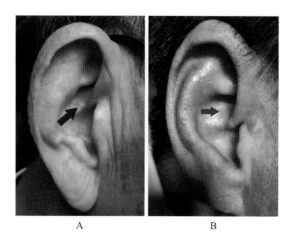

A   B

图4-46 慢性阑尾炎的耳穴视诊图

A、B.阑尾区有片状隆起

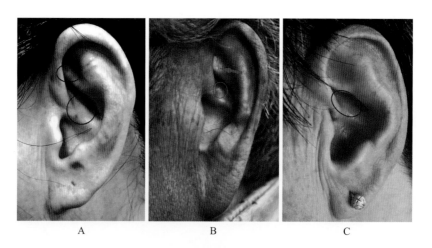

A   B   C

图4-47 便秘的耳穴视诊图

A、B.大肠区有片状隆起、便秘区呈点状隆起,C.大肠区有片状隆起

（3）电测：阑尾区呈阳性反应。

26. 便秘

（1）视诊：大肠区有片状或条索状隆起、便秘区有点状隆起（图4-47）。

（2）触诊：大肠区可触及条索。

（3）电测：大肠区呈阳性反应。

27. 腹泻

（1）视诊：大肠区有片状凹陷（图4-48）。

（2）触诊：大肠区触痛(++)。

（3）电测：大肠区呈阳性或强阳性反应。

28. 腹胀

（1）视诊：腹胀区有片状隆起（图4-49）。

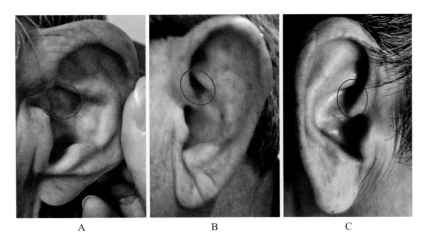

图4-48 腹泻的耳穴视诊图
A、B、C. 大肠区有片状凹陷

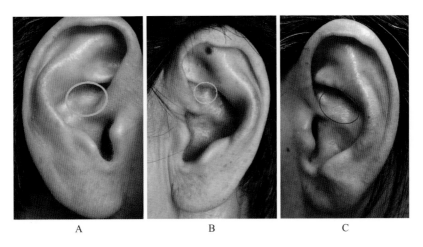

图4-49 腹胀的耳穴视诊图
A、B、C. 腹胀区有片状隆起

（2）触诊：腹胀区压痛（+）。

（3）电测：腹胀区呈阳性反应。

29. 腹膜炎

【急性】

（1）视诊：腹胀区有片状红晕（图4-50）。

（2）触诊：腹胀区压痛（++）。

（3）电测：腹胀区呈阳性或强阳性反应。

【慢性】

（1）视诊：腹胀区可见结节，或有糠皮样脱屑（图4-51）。

（2）触诊：腹胀区压痛（+）。

（3）电测：腹胀区呈阳性反应。

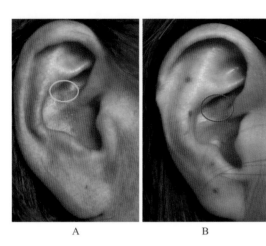

图4-50 急性腹膜炎的耳穴视诊图
A、B. 腹胀区有片状红晕

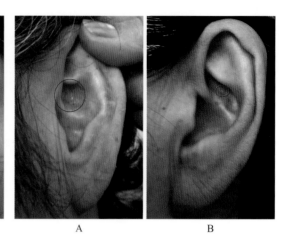

图4-51 慢性腹膜炎的耳穴视诊图
A. 腹胀区可见糠皮样脱屑,B. 腹胀区可见结节

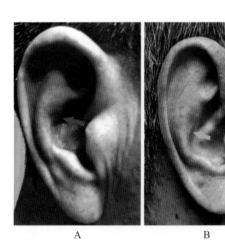

图4-52 慢性肝炎的耳穴视诊图
A、B. 肝区有片状隆起、色暗

30. 肝炎

【慢性】

(1)视诊:肝区有片状隆起或色暗(图4-52)。

(2)触诊:触痛(+)。

(3)电测:耳肝点、肝区均呈阳性反应。若耳肝点阳性反应,肝区无反应,多提示既往有肝功能不正常。

【急性】

(1)视诊:肝区和肋缘下有片状红色隆起(图4-53)。

(2)触诊:触痛(++)。

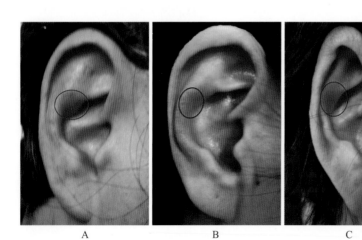

图4-53 急性肝炎的耳穴视诊
A、B、C. 肝区和肋缘下有片状红色隆起

（3）电测：肝区均呈阳性或强阳性反应。

31. 肝肿大

（1）视诊：肝区有片状隆起（图4-54）。

（2）触诊：触之质软，触痛（++）。

（3）电测：肝区呈弱阳性或强阳性反应。

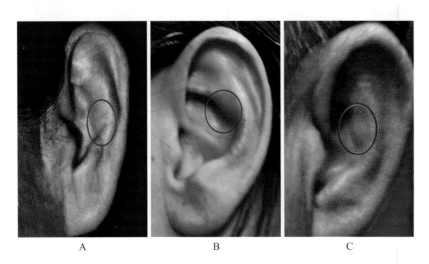

A B C

图4-54 肝肿大的耳穴视诊图

A、B、C.肝区有片状隆起

32. 脂肪肝

（1）视诊：肝区有片状隆起，耳垂变形，或耳肝点有结节（图4-55）。

（2）触诊：触之质软，触痛（+）。

（3）电测：肝区呈弱阳性反应。

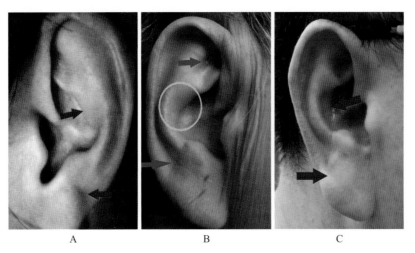

A B C

图4-55 脂肪肝的耳穴视诊图

A、C.肝区有片状隆起，耳垂变形，B.肝区有片状隆起，耳垂变形，耳肝点有结节

33. 肝硬化

（1）视诊：肝区可见片状隆起（图4-56）。

（2）触诊：触之质硬，触痛（++）。

（3）电测：肝区呈阳性或强阳性反应。

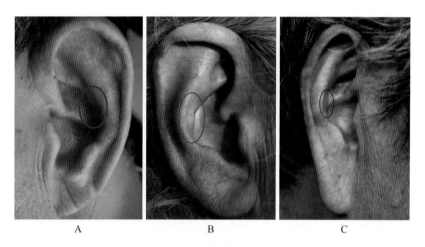

图4-56　肝硬化的耳穴视诊图

A、B、C.肝区可见片状隆起

34. 肝囊肿

（1）视诊：肝区可见点状隆起（图4-57）。

（2）触诊：触之质软，压痛（++）。

（3）电测：肝区呈阳性或强阳性反应。

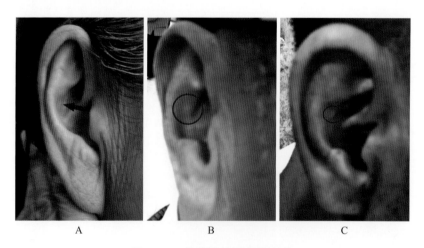

图4-57　肝囊肿的耳穴视诊图

A、B、C.肝区可见点状隆起

35. 酒精肝

（1）视诊：肝区可见片状隆起，耳垂肿大（图4-58）。

（2）触诊：触之质软，压痛（++）。

（3）电测：肝区呈阳性或强阳性反应。

36. 肝癌

（1）视诊：肝区可见暗灰色点状隆起，免疫特异区色素沉着、污浊（图4-59）。

（2）触诊：肝区和免疫特异区强烈压痛（+++）。

（3）电测：肝区和免疫特异区呈强阳性反应。

37. 肝癌肝腹水

（1）视诊：肝区可见暗灰色点状隆起，腹胀区片状隆起，免疫特异区色素沉着、污浊（图4-60）。

（2）触诊：肝区和免疫特异区强烈压痛（+++）。

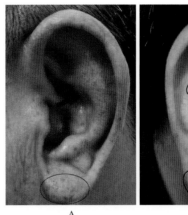

图4-58　酒精肝的耳穴视诊图

A、B. 肝区可见片状隆起，耳垂肿大

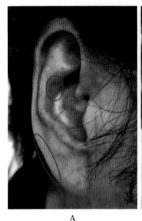
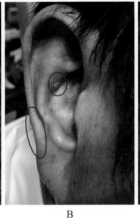
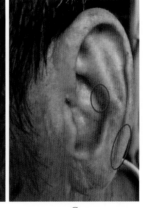

A　　　　　　　B　　　　　　　C

图4-59　肝癌的耳穴
视诊图

A、B、C. 肝区可见暗灰色
点状隆起，免疫特异区色
素沉着、污浊

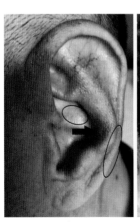
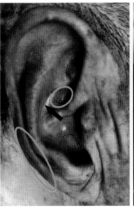
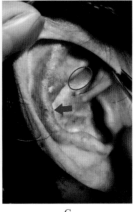

A　　　　　　　B　　　　　　　C

图4-60　肝癌肝腹水的
耳穴视诊图

A、B、C. 肝区可见暗灰色点
状隆起，腹胀区片状隆起，
免疫特异区色素沉着、污浊

（3）电测：肝区和免疫特异区呈强阳性反应。

38. 胆囊炎

【慢性】

（1）视诊：胆区可见片状隆起（以右耳为主）（图4-61）。

（2）触诊：胆区压痛（++）。

（3）电测：胆区呈阳性反应。

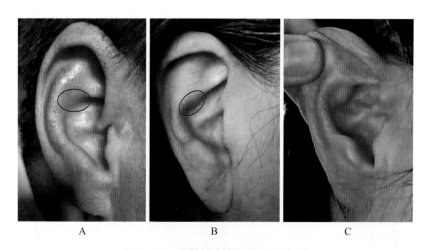

图4-61　慢性胆囊炎的耳穴视诊图
A、B、C.胆区可见片状隆起

39. 胆囊息肉

（1）视诊：胆区可见圆形隆起，色暗（以右耳为主）（图4-62）。

（2）触诊：触之质软，触痛（+）。

（3）电测：胆区呈阳性反应。

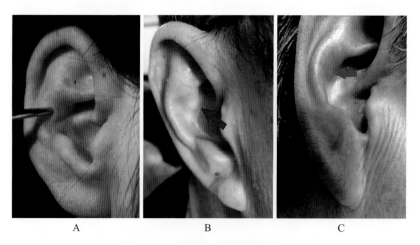

图4-62　胆囊息肉的耳穴视诊图
A、B、C.胆区可见圆形隆起，色暗

40. 胆囊炎眼部带状疱疹

（1）视诊：胆区可见片状隆起（以右耳为主），眼部可见灰色隆起（图4-63）。

（2）触诊：压痛（+）。

（3）电测：胆区、眼区呈弱阳性反应。

41. 胆结石

（1）视诊：胆或胆道区有结节或伴有耳垂结节，或胆区耳背可见结节（以右耳为主）（图4-64）。

（2）触诊：压痛（++）。

（3）电测：胆区呈强阳性反应。

42. 胆囊癌

（1）视诊：胆区或胆道区可见暗灰色点状隆起，免疫特异区色素沉着、污浊（以右耳为主）（图4-65）。

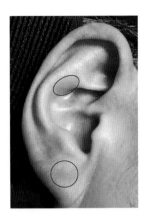

图4-63 胆囊炎眼部带状疱疹的耳穴视诊图

胆区可见片状隆起（以右耳为主），眼部可见灰色隆起

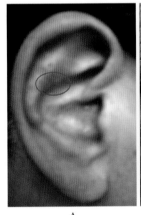 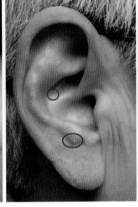 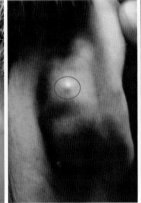 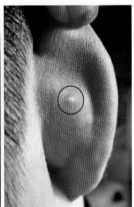

A   B   C   D

图4-64 胆结石的耳穴视诊图

A.胆区有结节，B.胆道区和耳垂有结节，C、D.胆区耳背可见结节

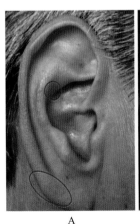 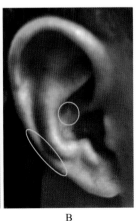

A   B

图4-65 胆囊癌的耳穴视诊图

A.胆区可见暗灰色点状隆起，免疫特异区色素沉着、污浊；

B.胆道区可见暗灰色点状隆起，免疫特异区色素沉着、污浊

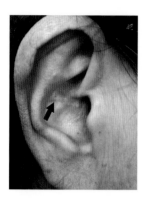

图4-66 胆道炎的耳穴
视诊图
胆道区有片状隆起

（2）触诊：胆区和免疫特异区强烈压痛（+++）。

（3）电测：胆区和免疫特异区呈强阳性反应。

43. 胆道炎

（1）视诊：胆或胆道区有丘疹、片状隆起或有脱屑（以右耳为主）（图4-66）。

（2）触诊：胆区压痛（++）。

（3）电测：胆或胆道区呈强阳性反应。

44. 胰腺炎

（1）视诊：胰腺区有片状突起（以左耳为主）（图4-67）。

（2）触诊：胰腺区触痛（++）。

（3）电测：胰腺区呈阳或强阳性反应。

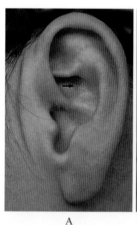
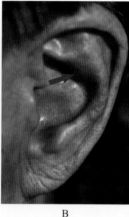
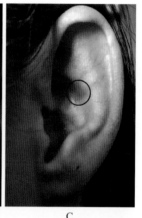

A B C

图4-67 胰腺炎的耳
穴视诊图
A、B、C.胰腺区有片状突起

45. 胰腺癌

（1）视诊：胰胆穴有灰褐色肿块或结节（以左耳为主），免疫特异区色素沉着、污浊（图4-68）。

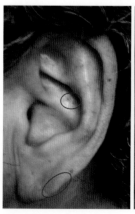
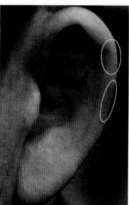
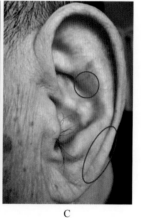

A B C

图4-68 胰腺癌的耳
穴视诊图
A.胰胆穴有灰褐色结节，
免疫特异区色暗、污秽；
B、C.胰胆穴有灰褐色肿
块，免疫特异区色暗、污浊

（2）触诊：胰胆穴和免疫特异区甚痛（+++）。

（3）电测：胰腺区和免疫特异区呈强阳性反应。

46. 胰腺肿瘤

（1）视诊：胰腺区肿胀有结节（以左耳为主）（图4-69）。

（2）触诊：压痛（++）。

（3）电测：胰腺区呈强阳性反应。

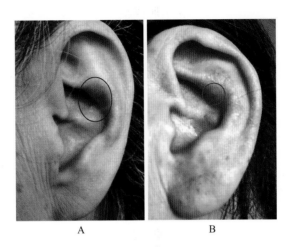

图4-69　胰腺肿瘤的耳穴视诊图

A、B.胰腺区肿胀有结节

47. 脾肿大

（1）视诊：脾区可见片状隆起（以左耳脾区为主）（图4-70）。

（2）触诊：压痛（++）。

（3）电测：脾区呈阳性或强阳性反应。

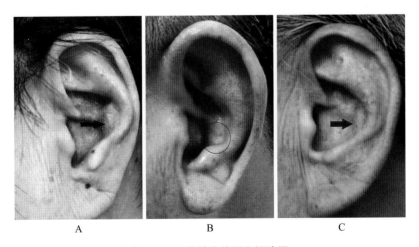

图4-70　脾肿大的耳穴视诊图

A、B、C.脾区可见片状隆起

（二）呼吸系统疾病

1. 气管炎

（1）视诊：气管区有结节、片状隆起或有丘疹（图4-71）。

（2）触诊：气管区有压痛（+）。

（3）电测：气管区呈阳性反应。

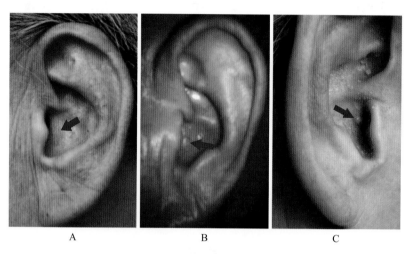

图4-71　气管炎的耳穴视诊图

A.气管区有片状隆起，B、C.气管区有结节

2. 支气管炎

（1）视诊：气管、支气管区可见片状隆起、有结节或丘疹（图4-72）。

（2）触诊：气管、支气管区有压痛（+）。

（3）电测：气管、支气管区呈阳性反应。

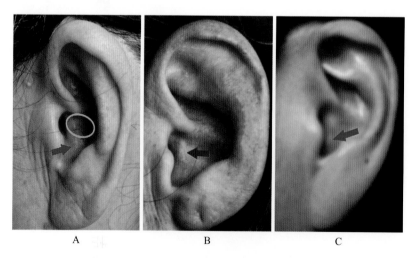

图4-72　支气管炎的耳穴视诊图

A.支气管区可见丘疹，B.支气管区可见片状隆起，C.支气管区有结节

3. 支气管哮喘
（1）视诊：支气管或大肠穴区可见片状红色或丘疹，平喘穴肿胀（图4-73）。
（2）触诊：平喘、支气管、内分泌穴有压痛（++）。
（3）电测：肺、支气管、内分泌、哮喘点均呈强阳性反应。

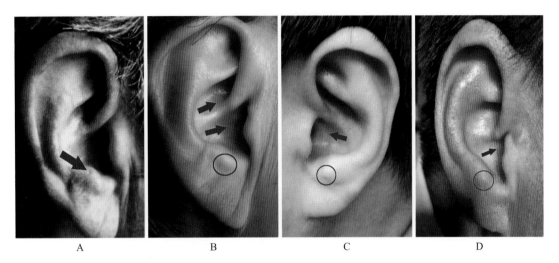

图4-73 支气管哮喘的耳穴视诊图
A.平喘穴肿胀有压痕，B.支气管区、大肠区可见片状隆起，平喘穴肿胀；C、D.喘穴肿胀，支气管区可见片状隆起

4. 支气管扩张
（1）视诊：肺、支气管区有条索状隆起（图4-74）。
（2）触诊：肺、支气管区有压痛（+）。
（3）电测：支气管区呈阳性反应。

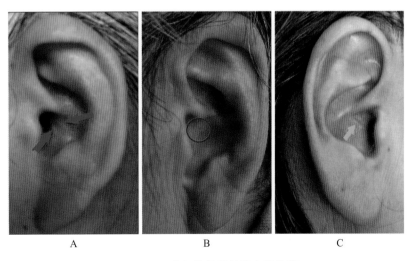

图4-74 支气管扩张的耳穴视诊图
A、B、C.肺、支气管区有条索状隆起

5. 肺炎

【急性】

（1）视诊：肺区可见红色肿胀（图4-75）。

（2）触诊：肺区有压痛（++）。

（3）电测：肺区呈强阳性反应。

【慢性】

（1）视诊：肺区可见丘疹或结节（图4-76）。

（2）触诊：肺区有压痛（+）。

（3）电测：肺区呈阳性反应。

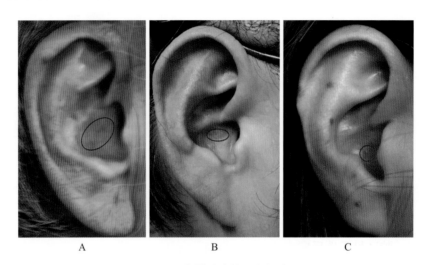

图4-75　急性肺炎的耳穴视诊图

A、B、C.肺区可见红色肿胀

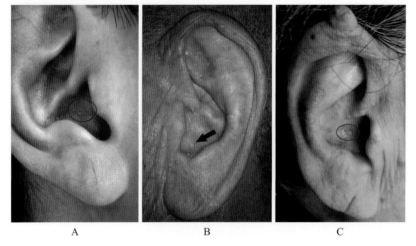

图4-76　慢性肺炎的耳穴视诊图

A.肺区可见丘疹，B、C.肺区可见结节

6. 肺结核

（1）视诊：肺区可见褐色斑点（图4-77）。

（2）触诊：触痛（++）。

（3）电测：肺区呈阳性反应。

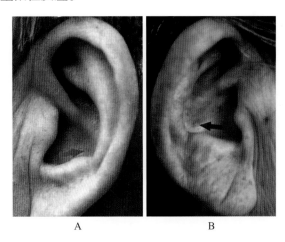

图4-77 肺结核的耳穴视诊图

A、B.肺区可见褐色斑点

7. 矽肺

（1）视诊：肺区有数个针尖大小、暗褐色、有光泽的丘疹（图4-78）。

（2）触诊：肺区触痛（+）。

（3）电测：肺区呈阳性反应。

8. 肺大泡

（1）视诊：肺区可见圆形肿块（图4-79）。

（2）触诊：触及柔软甚痛（++）。

（3）电测：肺区呈阳性或强阳性反应。

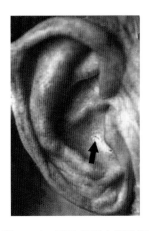

图4-78 矽肺的耳穴视诊图

肺区有数个针尖大小暗褐色、有光泽的丘疹

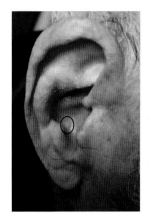

图4-79 肺大泡的耳穴视诊图

肺区可见圆形肿块

9. 肺肿瘤

（1）视诊：肺区可见肿块（图4-80）。

（2）触诊：肺区触痛（++）。

（3）电测：肺区呈阳性或强阳性反应。

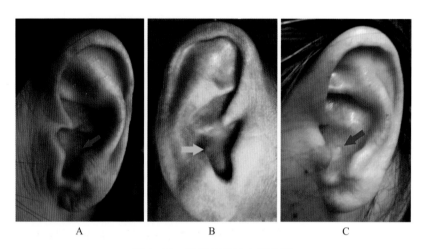

图4-80 肺肿瘤的耳穴视诊图
A、B、C.肺区可见肿块

10. 肺癌

（1）视诊：肺区可见暗灰色结节，免疫特异区色素沉着、污浊（图4-81）。

（2）触诊：肺区、肿瘤特异区触痛（+++）。

（3）电测：肺区呈阳性反应。

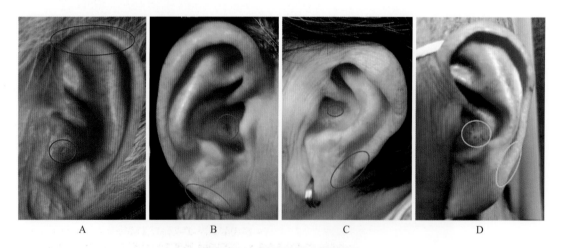

图4-81 肺癌的耳穴视诊图
A、B、C.肺区可见暗灰色结节，免疫特异区色素沉着、污浊；D.肺区可见数个深暗灰色斑点，免疫特异区色素沉着、污浊

11. 肺积水

（1）视诊：肺区可见片状隆起（图4-82）。

（2）触诊：肺区触痛（+++）。

（3）电测：肺区呈强阳性反应。

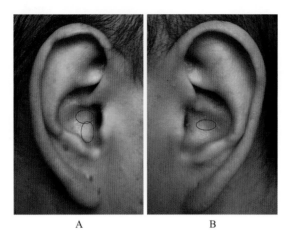

图4-82 肺积水的耳穴视诊图

A、B.肺区可见片状隆起

12. 肺栓塞

（1）视诊：肺区可见条索状隆起（图4-83）。

（2）触诊：肺区触痛（+++）。

（3）电测：肺区呈强阳性反应。

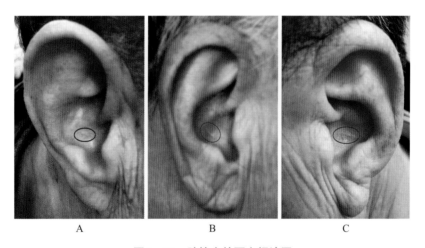

图4-83 肺栓塞的耳穴视诊图

A、B、C.肺区可见条索状隆起

13. 肺动脉高压

（1）视诊：肺区可见块状隆起（图4-84）。

（2）触诊：肺区触痛（+++）。

（3）电测：肺区呈强阳性反应。

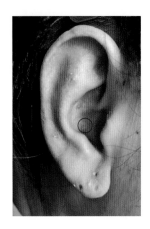

图4-84　肺动脉高压的耳穴视诊图
肺区可见块状隆起

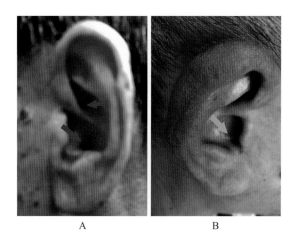

图4-85　呼吸系统中毒的耳穴视诊图
A.肺区和大肠区可见片状暗灰色，B.肺区可见片状暗灰色

14. 呼吸系统中毒（吸毒、抽烟）

（1）视诊：肺区或大肠区可见片状暗灰色（图4-85）。

（2）触诊：肺区有压痛（++）。

（3）电测：肺区呈阳性反应。

（三）心血管系统疾病

1. 高血压

（1）视诊：耳背降压沟和皮质下可见红点（图4-86）。

（2）触诊：降压点触痛（++）。

（3）电测：降压点有阳性反应，而升压点没有反应，多提示高血压。

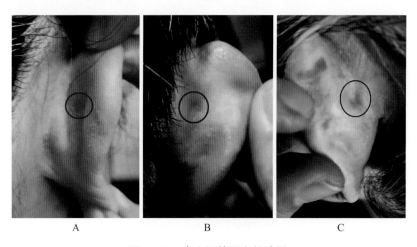

图4-86　高血压的耳穴视诊图
A、B、C.耳背降压沟可见红点

2. 低血压

（1）视诊：升压点可见圆形或三角形凹陷，或耳垂可见低血压沟（图4-87）。

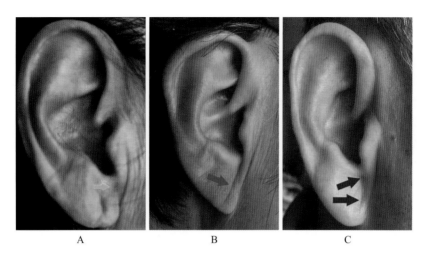

图4-87 低血压的耳穴视诊图
A.升压点可见圆形凹陷,B、C.可见低血压沟

(2)触诊:降压点压痛(++)。

(3)电测:升压点有阳性反应,而降压点没有反应,多提示为低血压。

3. 冠心病

(1)视诊:心区水肿、色暗,耳垂可见冠心病沟(图4-88)。

(2)触诊:凹陷性水肿,水纹拨动感,可有刺痛感。

(3)电测:心区、皮质下呈阳性反应。

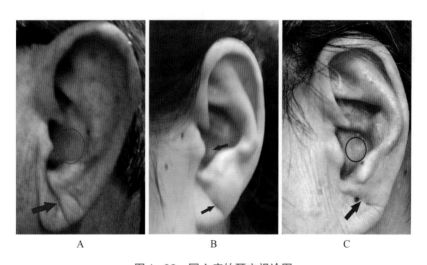

图4-88 冠心病的耳穴视诊图
A、B、C.心区水肿、色暗,可见冠心病沟

4. 心律不齐

(1)视诊:心区增大,内有数目不等的小丘疹(图4-89)。

(2)触诊:触及心区有压痕,或可见水波纹。

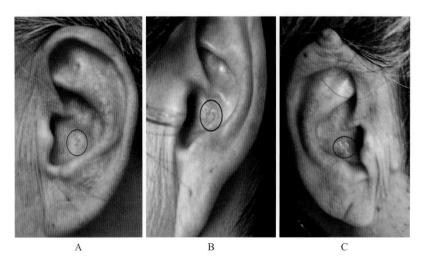

图4-89 心律不齐的耳穴视诊图
A、B、C.心区增大,内有数目不等的小丘疹

（3）电测：心、小肠、皮质下均呈阳性反应。

5.心动过缓

（1）视诊：心区膨隆（图4-90）。

（2）触诊：心区有压痛（++）。

（3）电测：皮质下、心区呈阳性反应。

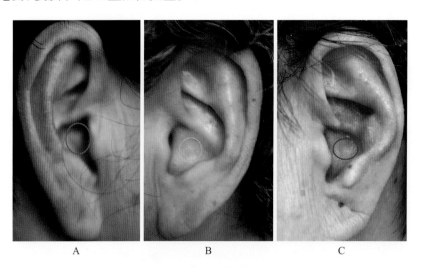

图4-90 心动过缓的耳穴视诊图
A、B、C.心区膨隆

6.心动过速

（1）视诊：心区可见条索状隆起,或降率点可见结节（图4-91）。

（2）触诊：心区压痛（++）。

（3）电测：皮质下、心区呈阳性反应。

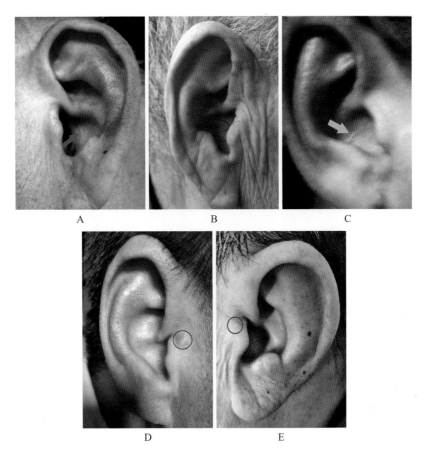

图4-91 心动过速的耳穴视诊图

A、B、C.心区可见条索状隆起,D、E.降率点可见结节

7. 心肌炎

(1) 视诊: 心区水肿,凹凸不平(图4-92)。

(2) 触诊: 触及心区有压痛(++)。

(3) 电测: 皮质下、小区呈阳性反应。

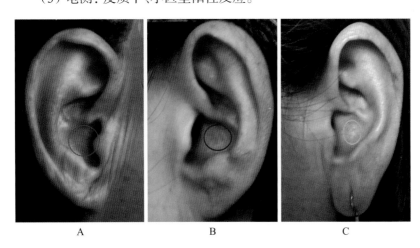

图4-92 心肌炎的耳
穴视诊图
A、B、C.心区水肿,凹凸
不平

8. 心脏扩大

（1）视诊：心区增大隆起（图4-93）。

（2）触诊：心区凹凸不平。

（3）电测：心区呈阳性反应。

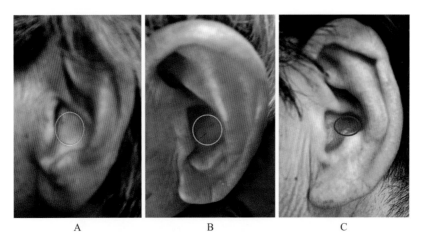

A   B   C

图4-93　心脏扩大的耳穴视诊图

A、B、C. 心区增大隆起

9. 风湿性心脏病

（1）视诊：心区有不规则环状改变，内有丘疹（图4-94）。

（2）触诊：心区凹凸不平，刺痛（+++）。

（3）电测：心区呈强阳性反应。

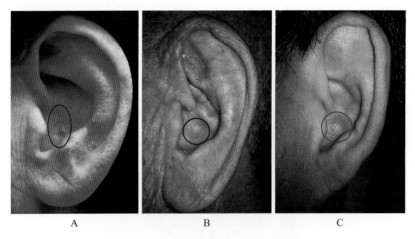

A   B   C

图4-94　风湿性心脏病的耳穴视诊图

A、B、C. 心区有不规则环状改变，内有丘疹

10. 脑动脉硬化

（1）视诊：围绕枕、顶至冠心病沟呈弧形线状凹陷（图4-95）。

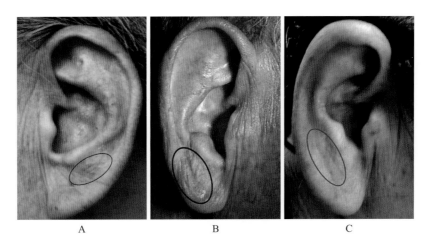

图4-95　脑动脉硬化的耳穴视诊图
A、B、C.围绕枕、顶至冠心病沟呈弧形线状凹陷

（2）触诊：脑区甚痛（++）。

（3）电测：脑区呈强阳性反应。

11. 脑血栓

（1）视诊：皮质下颜色变暗，或可见冠心病沟（图4-96）。

（2）触诊：脑区甚痛（+++）。

（3）电测：脑区呈强阳性反应。

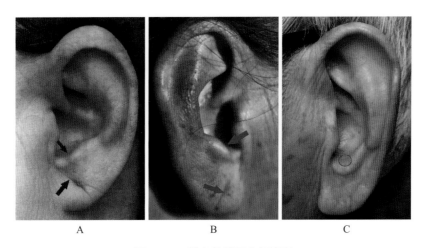

图4-96　脑血栓的耳穴视诊图
A、B.皮质下颜色变暗，可见冠心病沟；C.皮质下颜色变暗

12. 脑溢血

（1）视诊：皮质下、脑或垂体色红（图4-97）。

（2）触诊：脑区甚痛（+++）。

（3）电测：脑区呈强阳性反应。

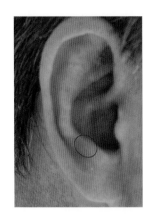

图4-97 脑溢血的耳穴视诊图
脑和垂体色红

13. 脑供血不足

（1）视诊：脑干区可见点状凹陷（图4-98）。

（2）触诊：脑区甚痛（+++）。

（3）电测：脑区呈强阳性反应。

14. 记忆力衰退

（1）视诊：脑干区可见线状凹陷（图4-99）。

（2）触诊：脑干区甚痛（++）。

（3）电测：脑干区呈强阳性反应。

15. 胸闷

（1）视诊：膈区可见点状凸起（图4-100）。

（2）触诊：膈区甚痛（++）。

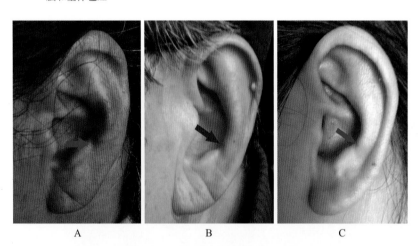

A   B   C

图4-98 脑供血不足的耳穴视诊图
A、B、C. 脑干区可见点状凹陷

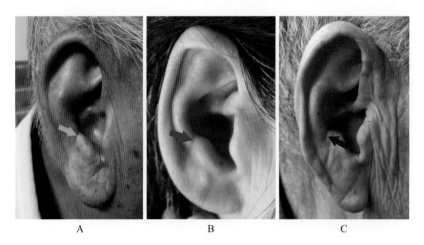

A   B   C

图4-99 记忆力衰退的耳穴视诊图
A、B、C. 脑干区可见线状凹陷

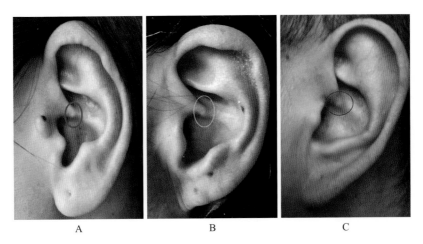

图 4-100 胸闷的耳穴视诊图
A、B、C.膈区可见片状凸起

（3）电测：膈区呈阳性或强阳性反应。

16. 心梗
（1）视诊：心区毛细血管扩张（图 4-101）。
（2）触诊：触及心脏点甚痛（+++）。
（3）电测：心区呈强阳性反应。

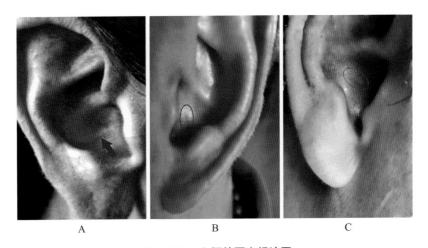

图 4-101 心梗的耳穴视诊图
A、B、C.心区毛细血管扩张

17. 心脏支架
（1）视诊：心区可见点状凸起（图 4-102）。
（2）触诊：触及心脏点甚痛（+++）。
（3）电测：心区呈阳性或强阳性反应。

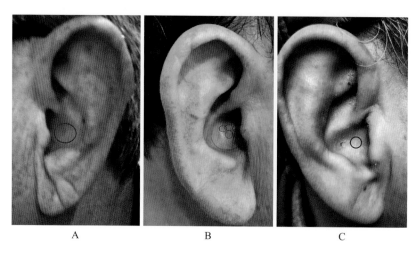

图4-102　心脏支架的耳穴视诊图
A、B、C. 心区可见点状凸起

（四）神经系统疾病

1. 头痛

【前头痛】

（1）视诊：额区可见点状或片状不规则隆起（图4-103）。

（2）触诊：触痛（+）。

（3）电测：额区呈阳性反应。

【偏头痛】

（1）视诊：颞区可见点状或片状不规则隆起（图4-104）。

（2）触诊：颞区触痛（+）。

（3）电测：颞区呈阳性反应。

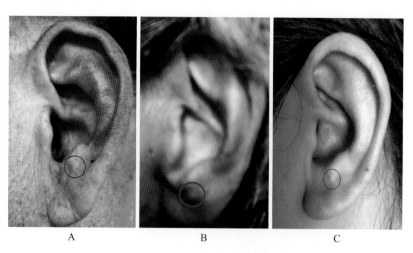

图4-103　前头痛的耳穴视诊图
A、B、C. 额区可见点状隆起

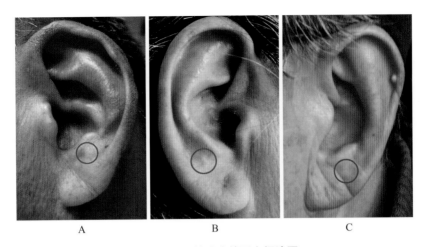

图4-104　偏头痛的耳穴视诊图
A、B.颞区可见点状隆起,C.颞区可见片状隆起

【后头痛】
(1)视诊:枕区可见点状或片状隆起(图4-105)。
(2)触诊:枕区触痛(+)。
(3)电测:枕区呈阳性反应。

【头顶痛】
(1)视诊:顶区可见点状或片状隆起(图4-106)。
(2)触诊:顶区触痛(+)。
(3)电测:顶区呈阳性反应。

【全头痛】
(1)视诊:对耳屏外侧可见片状隆起(图4-107)。
(2)触诊:对耳屏外侧触痛(+)。

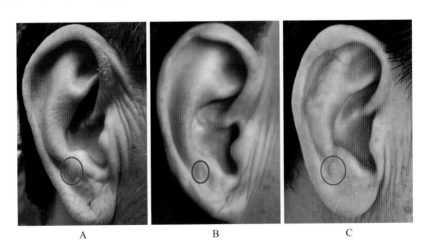

图4-105　后头痛的耳穴视诊图
A、B、C.枕区可见片状隆起

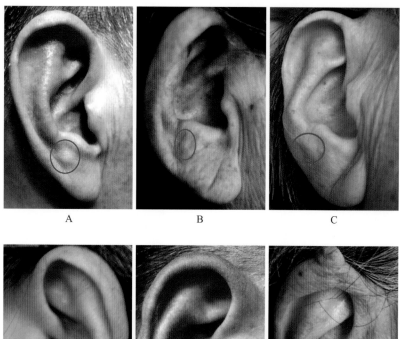

图4-106 头顶痛的耳
穴视诊图

A、B、C.顶区可见片状隆起

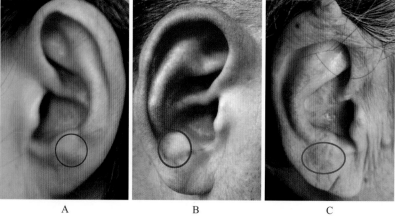

图4-107 全头痛的耳
穴视诊图

A、B、C.对耳屏外侧可见片
状隆起

（3）电测：对耳屏外侧呈阳性反应。

2. 头晕

（1）视诊：晕区可见片状凹陷或凸起（图4-108）。

（2）触诊：晕区触痛（++）。

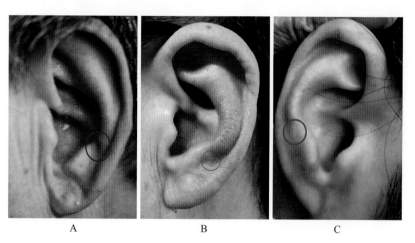

图4-108 头晕的耳穴
视诊图

A.晕区可见片状凹陷，B、C.
晕区可见片状凸起

（3）电测：晕区呈阳性或强阳性反应。

3. 神经衰弱

（1）视诊：神经衰弱区可见条状不规则隆起，或垂前肿胀有压痕反应（图4-109）。

（2）触诊：神经衰弱区触痛（+）。

（3）电测：神经衰弱区、垂前穴呈阳性反应。

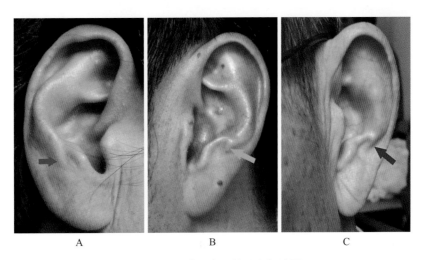

图4-109 神经衰弱的耳穴视诊图

A、B、C. 神经衰弱区可见条状不规则隆起

4. 多梦

（1）视诊：耳背多梦区软组织隆起（图4-110）。

（2）触诊：多梦区触痛（+）。

（3）电测：多梦区、垂前呈阳性反应。

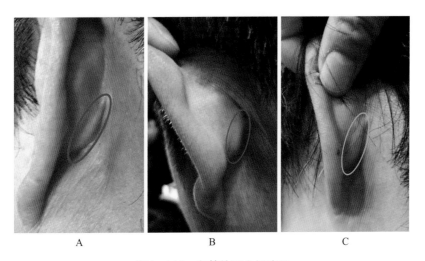

图4-110 多梦的耳穴视诊图

A、B、C. 耳背多梦区软组织隆起

5. 失眠

（1）视诊：垂前、皮质下隆起（图4-111）。

（2）触诊：垂前、皮质下触痛（+）。

（3）电测：多梦区、垂前呈阳性反应。

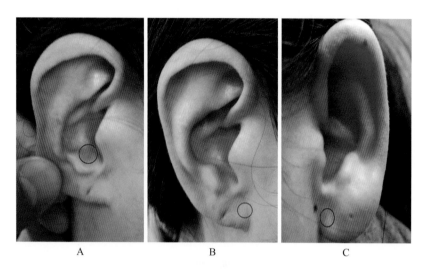

图4-111　失眠的耳穴视诊图

A. 皮质下隆起，B、C. 垂前隆起

6. 抑郁症

（1）视诊：身心穴隆起（图4-112）。

（2）触诊：触痛（+）。

（3）电测：身心穴呈阳性反应。

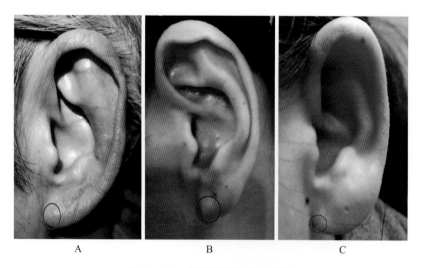

图4-112　抑郁症的耳穴视诊图

A、B、C. 身心穴隆起

（五）泌尿系统疾病

1. 肾炎

（1）视诊：肾区可见片状肿胀或丘疹样改变（图4-113）。

（2）触诊：肾区压痕、触痛（++）。

（3）电测：肾区、内分泌、肾炎点呈阳性或强阳性反应。

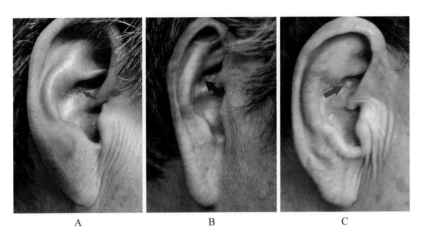

图4-113 肾炎的耳穴视诊图

A、B. 肾区可见丘疹样改变,C. 肾区可见片状肿胀

2. 急性肾炎

（1）视诊：肾区可见片状或丘疹样红肿（图4-114）。

（2）触诊：肾区压痕、触痛（+++）。

（3）电测：肾区、肾炎点呈强阳性反应。

3. 肾结晶

（1）视诊：肾区有小结节（图4-115）。

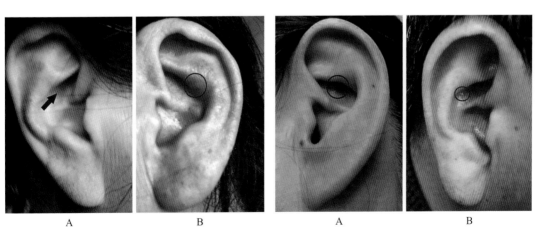

图4-114 急性肾炎的耳穴视诊图

A. 肾区可见片状红肿,B. 肾区可见丘疹样红肿

图4-115 肾结晶的耳穴视诊图

A、B. 肾区有小结节

（2）触诊：触及有小结节，触痛（++）。

（3）电测：肾区呈强阳性反应。

4. 肾结石

（1）视诊：肾区肿胀有质硬小结节（图4-116）。

（2）触诊：触及小结节，触痛（++）。

（3）电测：肾区呈阳性反应。

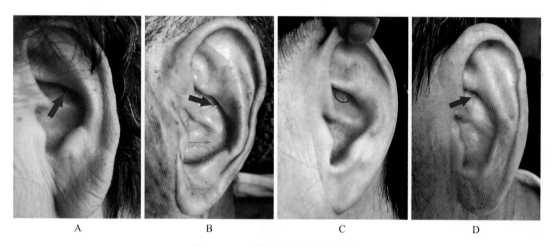

图4-116　肾结石的耳穴视诊图

A、B、C、D. 肾区有小结节

5. 膀胱炎

（1）视诊：膀胱区可见片状肿胀（图4-117）。

（2）触诊：膀胱区、输尿管压痛（+）。

（3）电测：膀胱区、输尿管呈阳性反应。

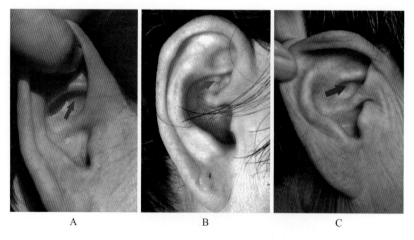

图4-117　膀胱炎的耳穴视诊图

A、B、C. 膀胱区可见片状肿胀

6. 前列腺肥大

（1）视诊：前列腺区增宽肿胀（图4-118）。

（2）触诊：前列腺区、输尿管压痛（+）。

（3）电测：前列腺区、输尿管呈阳性反应。

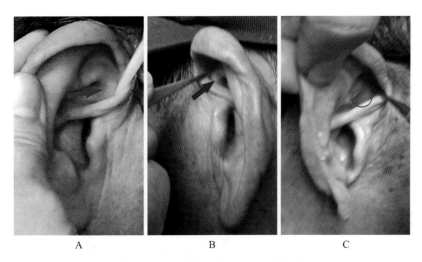

图4-118　前列腺肥大的耳穴视诊图

A、B、C. 前列腺区增宽肿胀

7. 前列腺炎

（1）视诊：前列腺区增宽肿胀，三角窝可见丘疹或红色毛细血管（图4-119）。

（2）触诊：前列腺区、输尿管压痛（++）。

（3）电测：前列腺区、输尿管呈阳性或强阳性反应。

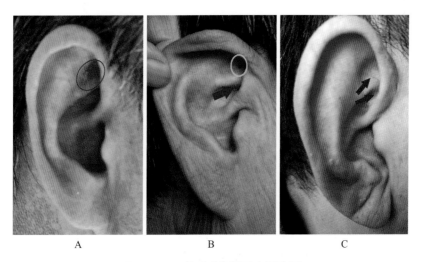

图4-119　前列腺炎的耳穴视诊图

A. 三角窝可见丘疹，B. 前列腺区增宽肿胀，三角窝可见丘疹，C. 前列腺区增宽肿胀，三
角窝可见红色毛细血管

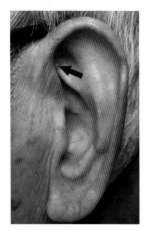

图4-120 前列腺肿瘤的
耳穴视诊图
三角窝有结节

8. 前列腺肿瘤

（1）视诊：前列腺区或三角窝有结节（图4-120）。

（2）触诊：前列腺区压痛（++）。

（3）电测：前列腺区呈阳性或强阳性反应。

9. 前列腺癌

（1）视诊：三角窝或前列腺区可见灰色结节，免疫特异区色暗、污秽（图4-121）。

（2）触诊：前列腺区、癌症特异区压痛（+++）。

（3）电测：前列腺区呈强阳性反应。

10. 尿频

（1）视诊：尿道区肿胀（图4-122）。

（2）触诊：触及有压痕，压痛（++）。

（3）电测：尿道、膀胱区呈阳性或强阳性反应。

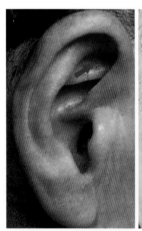
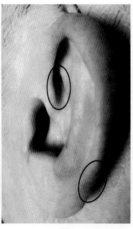
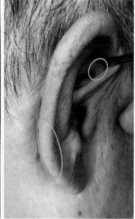

A　　　　　　B　　　　　　C

图4-121 前列腺癌的
耳穴视诊图
A.三角窝可见灰色结节，
免疫特异区色暗、污秽；B、
C.前列腺区有灰色结节，
免疫特异区色暗、污秽

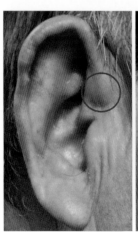
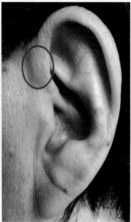
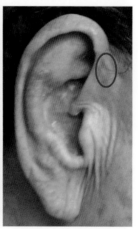

A　　　　　　B　　　　　　C

图4-122 尿频的耳穴
视诊图
A、B、C.尿道区肿胀

11. 尿路感染

（1）视诊：尿道区肿胀,输尿管穴或膀胱穴充血、增生或脱屑（图4-123）。

（2）触诊：尿道区触痛（++）。

（3）电测：尿道、膀胱区呈阳性反应。

12. 输尿管炎

（1）视诊：输尿管和膀胱区可见红晕或脱屑（图4-124）

（2）触诊：输尿管和膀胱区触痛（++）。

（3）电测：输尿管、膀胱区呈阳性反应。

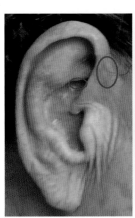 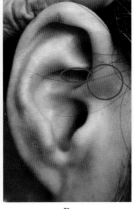 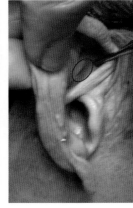 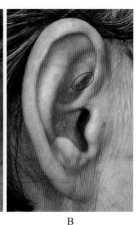

| A | B | | A | B |

图4-123　尿路感染的耳穴视诊图　　　　图4-124　输尿管炎的耳穴视诊图

A、B.尿道区肿胀,输尿管区充血　　　　　A、B.输尿管和膀胱区可见红晕

13. 尿无力

（1）视诊：尿道区凹陷（图4-125）。

（2）触诊：尿道区触痛（++）。

（3）电测：尿道、膀胱呈阳性或强阳性反应。

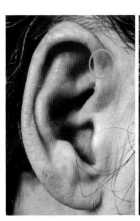 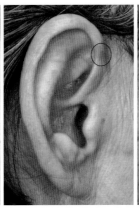 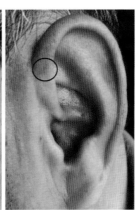

图4-125　尿无力的耳
穴视诊图
A、B、C.尿道区凹陷

| A | B | C |

14. 睾丸炎

（1）视诊：睾丸区肿胀（图4-126）。

（2）触诊：睾丸区压痛（++）。

（3）电测：睾丸区呈阳性或强阳性反应。

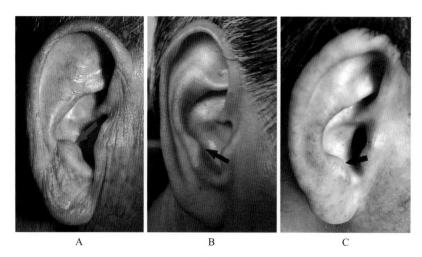

A　　　　　　　B　　　　　　　C

图4-126　睾丸炎的耳穴视诊图

A、B、C.睾丸区肿胀

（六）内分泌系统疾病

1. 糖尿病

（1）视诊：胰区或糖尿病点可见片状肿胀或凹陷（以左耳为主）（图4-127）。

（2）触诊：糖尿病点有压痕，压痛（++）。

（3）电测：胰区呈阳性反应。

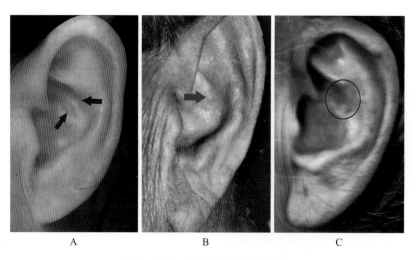

A　　　　　　　B　　　　　　　C

图4-127　糖尿病的耳穴视诊图

A、B.胰区和糖尿病点可见片状肿胀，C.胰区凹陷

2. 甲状腺肿瘤

（1）视诊：甲状腺区有结节，或肿大（图4-128）。

（2）触诊：甲状腺区甚痛（++）。

（3）电测：甲状腺区呈阳性或强阳性反应。

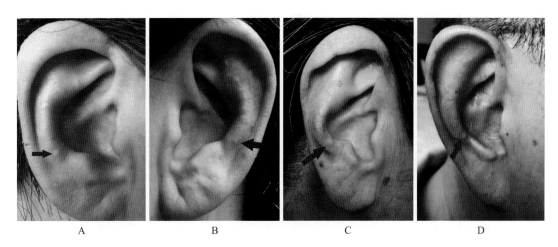

A   B   C   D

图4-128 甲状腺肿瘤的耳穴视诊图

A、B、C、D. 甲状腺区有结节

3. 甲状腺功能亢进

（1）视诊：甲状腺区有结节，或肿大（图4-129）。

（2）触诊：甲状腺区甚痛（++）。

（3）电测：甲状腺区呈阳性或强阳性反应。

4. 甲状腺突眼病

（1）视诊：甲状腺区有结节，或肿大，目2或眼区有浅红色隆起（图4-130）。

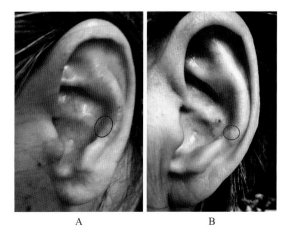

A   B

图4-129 甲状腺功能亢进的耳穴视诊图

A、B. 甲状腺区肿大

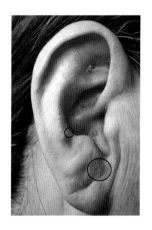

图4-130 甲状腺突眼病的耳穴视诊图

甲状腺区肿大，眼区有浅红色隆起

（2）触诊：甲状腺区甚痛（++）。

（3）电测：甲状腺区呈阳性或强阳性反应。

5. 甲状腺癌

（1）视诊：甲状腺区有灰色肿块，免疫特异区色暗、污秽（图4-131）。

（2）触诊：甲状腺区免疫特异区甚痛（+++）。

（3）电测：甲状腺区呈强阳性反应。

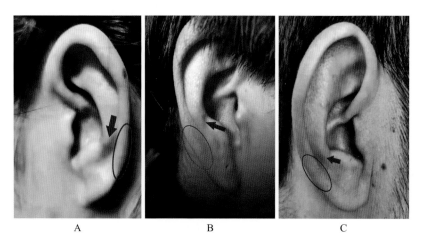

图4-131　甲状腺癌的耳穴视诊图
A、B、C. 甲状腺区有灰色肿块，免疫特异区色暗、污秽

二、外科疾病

1. 退行性脊柱炎

（1）视诊：颈椎、胸椎和腰椎区可见串珠状隆起（图4-132）。

（2）触诊：触及相应部位触痛（++）。

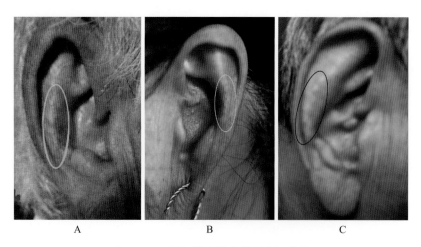

图4-132　退行性脊柱炎的耳穴视诊图
A、B、C. 颈椎、胸椎和腰椎区可见串珠状隆起

（3）电测：相应部位呈阳性或强阳性反应。

2. 颈椎病

（1）视诊：颈椎区有结节或呈串珠状隆起（图4-133）。

（2）触诊：凹凸不平，压痛（++）。

（3）电测：颈椎区呈阳性或强阳性反应。

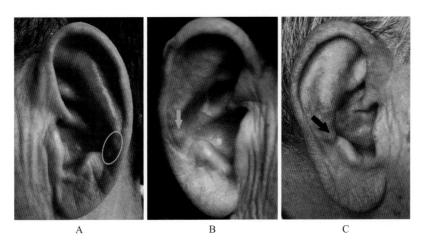

A　　　　　　　　B　　　　　　　　C

图4-133　颈椎病的耳穴视诊图

A.颈椎区呈串珠状隆起，B、C.颈椎区呈结节状隆起

3. 颈部痉挛

（1）视诊：肩背区可见圆形状隆起（图4-134）。

（2）触诊：压痛（++）。

（3）电测：颈椎区呈阳性或强阳性反应。

4. 颈后部肿块

（1）视诊：锁骨区可见圆形状隆起（图4-135）。

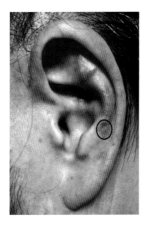

图4-134　颈部痉挛的耳穴视诊图

肩背区可见圆形状隆起

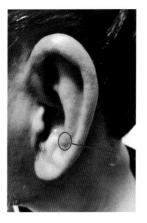

图4-135　颈后部肿块的耳穴视诊图

锁骨区可见圆形状隆起

（2）触诊：压痛（+）。

（3）电测：锁骨区呈阳性反应。

5. 胸椎病变

（1）视诊：胸椎区可见结节状或串珠状隆起（图4-136）。

（2）触诊：触痛（++）。

（3）电测：胸椎区呈阳性或强阳性反应。

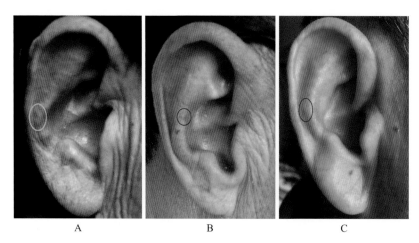

A   B   C

图4-136　胸椎病变的耳穴视诊图

A.胸椎区可见串珠状隆起，B、C.胸椎区可见结节状隆起

6. 腰扭伤

【急性】

（1）视诊：腰椎和腰肌区可见毛细血管充盈（图4-137）。

（2）触诊：触及甚痛（+++）。

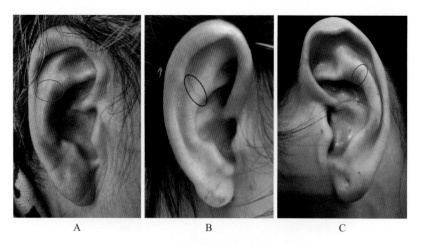

A   B   C

图4-137　急性腰扭伤的耳穴视诊图

A、B、C.腰椎和腰肌区可见毛细血管充盈

（3）电测：腰椎和腰肌区呈强阳性反应。

【陈旧性】

（1）视诊：腰椎和腰肌区可见肉色隆起（图4-138）。

（2）触诊：触痛（++）。

（3）电测：腰椎和腰肌区呈阳性或强阳性反应。

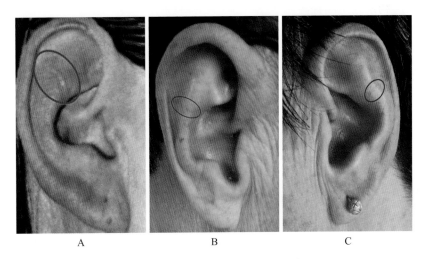

　　　　A　　　　　　　　　B　　　　　　　　　C

图4-138　陈旧性腰扭伤的耳穴视诊图

A、B、C.腰椎和腰肌区可见肉色隆起

7. 腰肌劳损

（1）视诊：腰肌区呈可见结节状或条索状隆起（图4-139）。

（2）触诊：可触及凹凸不平，触痛（++）。

（3）电测：腰肌区呈阳性或强阳性反应。

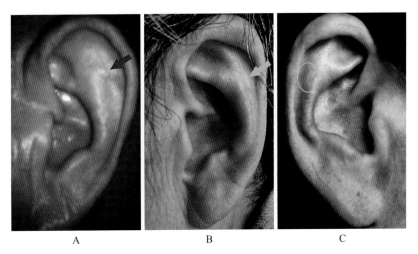

　　　　A　　　　　　　　　B　　　　　　　　　C

图4-139　腰肌劳损的耳穴视诊图

A.腰肌区可见结节状隆起，B、C.腰肌区可见条索状隆起

8. 腰椎间盘突出

（1）视诊：腰椎区可见点状隆起（图4-140）。

（2）触诊：触痛（++）。

（3）电测：腰椎区呈阳性或强阳性反应。

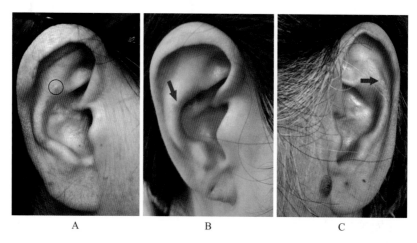

图4-140　腰椎间盘突出的耳穴视诊图

A、B、C.腰椎区可见点状隆起

9. 坐骨神经痛

（1）视诊：髋、膝和踝区毛细血管呈放射状扩张（图4-141）。

（2）触诊：坐骨神经穴,髋关节、膝关节和踝关节区均有触痛（++）。

（3）电测：坐骨神经穴,髋关节、膝和踝关节区呈阳性或强阳性反应。

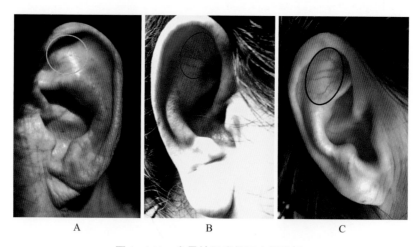

图4-141　坐骨神经痛的耳穴视诊图

A、B、C.髋关节、膝关节和踝关节区毛细血管呈放射状扩张

10. 髋关节痛

（1）视诊：髋关节区毛细血管充盈或条状隆起（图4-142）。

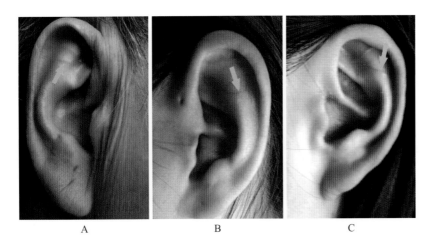

图4-142 髋关节痛的耳穴视诊图

A、B.髋关节区可见条状隆起,C.髋关节区毛细血管充盈

（2）触诊：触痛（++）。

（3）电测：髋关节区呈阳性或强阳性反应。

11.膝关节炎

【急性】

（1）视诊：膝关节区毛细血管充盈（图4-143）。

（2）触诊：膝关节区触痛（+++）。

（3）电测：膝关节区呈强阳性反应。

【陈旧性】

（1）视诊：膝关节区可见点状或条状隆起（图4-144）。

（2）触诊：触及膝关节区有条状改变。

（3）电测：膝关节区呈阳性或强阳性反应。

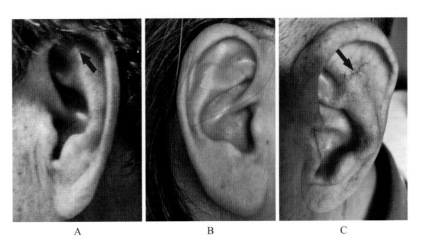

图4-143 急性膝关节炎的耳穴视诊图

A、B、C.膝关节区毛细血管充盈

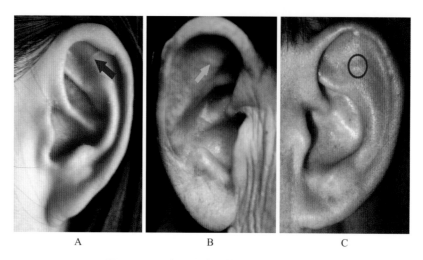

图4-144　陈旧性膝关节炎的耳穴视诊图
A、B.膝关节区可见条状隆起,C.膝关节区呈点状隆起

12. 膝盖水肿

（1）视诊：膝关节区可见片状隆起（图4-145）。

（2）触诊：膝关节区触痛（++）。

（3）电测：膝关节区呈阳性或强阳性反应。

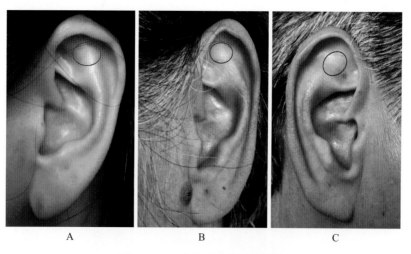

图4-145　膝盖水肿的耳视诊图
A、B、C.膝关节区可见片状隆起

13. 踝关节扭伤

【急性】

（1）视诊：踝关节区毛细血管充盈（图4-146）。

（2）触诊：触及甚痛（+++）。

（3）电测：踝关节区呈强阳性反应。

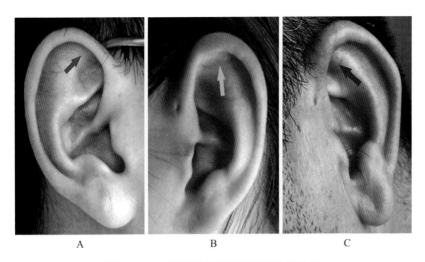

图4-146 急性踝关节扭伤的耳穴视诊图

A、B、C.踝关节区毛细血管充盈

【陈旧性】

（1）视诊：踝关节区隆起变形（图4-147）。

（2）触诊：触及有压痕,触痛（++）。

（3）电测：踝关节区呈阳性或强阳性反应。

14.踝关节水肿

（1）视诊：踝关节区可见白色隆起（图4-148）。

（2）触诊：触及有压痕。

（3）电测：踝关节区呈阳性或强阳性反应。

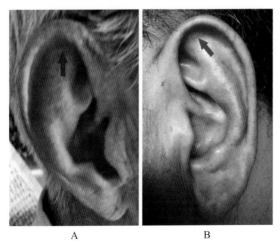

图4-147 陈旧性踝关节扭伤的耳穴视诊图

A、B.踝关节区隆起变形

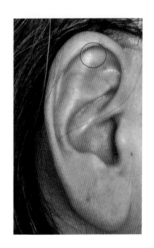

图4-148 踝关节水肿的耳穴视诊图

踝关节区可见白色隆起

15. 静脉下肢曲张

（1）视诊：膝关节至踝关节区毛细血管扭曲扩张（图4-149）。

（2）触诊：触痛（+）。

（3）电测：膝关节至踝关节区呈阳性反应。

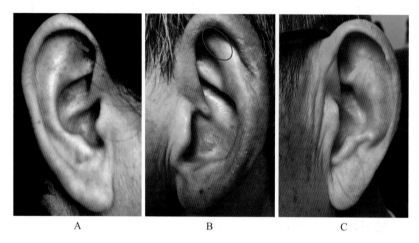

A   B   C

图4-149　静脉下肢曲张的耳穴视诊图

A、B、C.膝关节至踝关节区毛细血管扭曲扩张

16. 下肢水肿

（1）视诊：膝关节至踝关节区白色隆起（图4-150）。

（2）触诊：触及有压痕。

（3）电测：膝关节至踝关节区呈阳性反应。

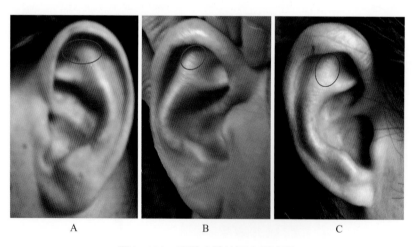

A   B   C

图4-150　下肢水肿的耳穴视诊图

A、B、C.膝关节至踝关节区白色隆起

17. 痛风

（1）视诊：耳轮、耳轮脚、对耳轮或对耳轮上下脚上可见结节（图4-151）。

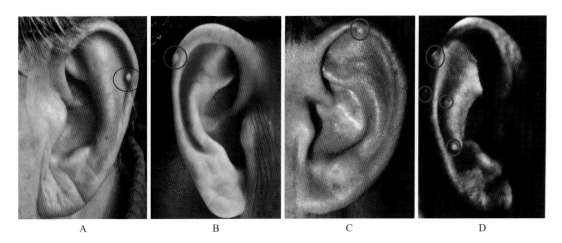

图4-151　痛风的耳穴视诊图

A、B、C.耳轮上可见结节,D.耳轮和对耳轮上可见结节

（2）触诊：触及有压痛（++）。

（3）电测：结节处呈阳性或强阳性反应。

18. 肩周炎

（1）视诊：肩关节区隆起（图4-152）。

（2）触诊：可触及凹凸不平,压痛（++）。

（3）电测：肩关节区呈阳性或强阳性反应。

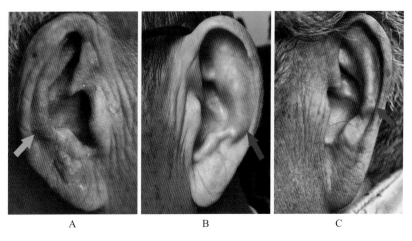

图4-152　肩周炎的耳穴视诊图

A、B、C.肩关节区隆起

19. 肩背肌纤维炎

（1）视诊：肩背区隆起变形（图4-153）。

（2）触诊：穴区凹凸不平,压痛（++）。

（3）电测：肩背区呈阳性或强阳性反应。

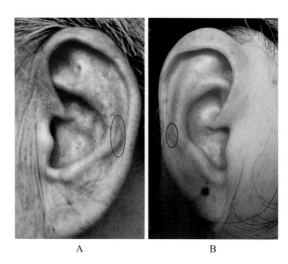

图4-153　肩背肌纤维炎的耳穴视诊图
A、B.肩背区隆起变形

20. 网球肘

（1）视诊：肘区可见片状隆起（图4-154）。

（2）触诊：肘区压痛（++）。

（3）电测：肘区呈阳性或强阳性反应。

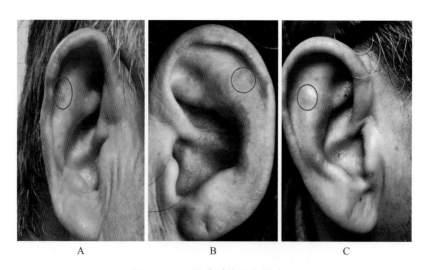

图4-154　网球肘的耳穴视诊图
A、B、C.肘区可见片状隆起

21. 腕关节病

（1）视诊：腕区可见片状隆起（图4-155）。

（2）触诊：穴区凹凸不平,压痛（++）。

（3）电测：腕区呈阳性或强阳性反应。

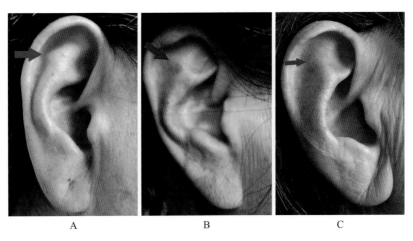

图4-155　腕关节病的耳穴视诊图

A、B、C. 腕区可见片状隆起

22. 手腕肿块

(1)视诊：腕区可见点状隆起（图4-156）。

(2)触诊：可触质地柔软,压痛(++)。

(3)电测：腕区呈阳性反应。

23. 手背骨折放钢筋

(1)视诊：腕至指区可见条状隆起（图4-157）。

(2)触诊：触及条形状凸起,压痛(++)。

(3)电测：腕至指区呈阳性反应。

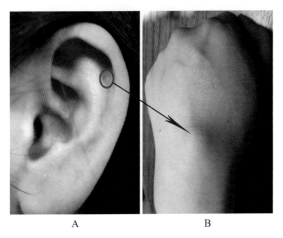

图4-156　手腕肿块的耳穴视诊图

腕区可见点状隆起

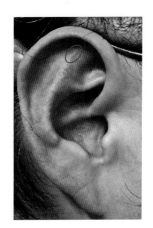

图4-157　手背骨折放钢筋的耳穴视诊图

腕至指区可见条状隆起

24. 风湿性关节炎

(1)视诊：腕至锁骨穴区有一条红线（风湿线）（图4-158）。

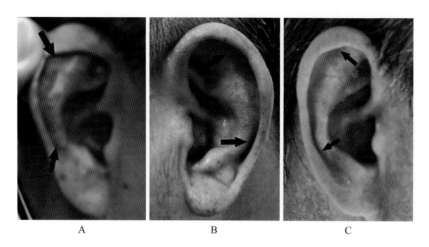

图4-158　风湿性关节炎的耳穴视诊图
A、B、C.腕至锁骨穴区有一条红线（风湿线）

（2）触诊：压痛（++）。

（3）电测：腕至锁骨穴区呈阳性反应。

25. 类风湿关节炎

（1）视诊：腕至肘穴区可见片状红色（图4-159）。

（2）触诊：触痛（++）。

（3）电测：腕至指区呈阳性或强阳性反应。

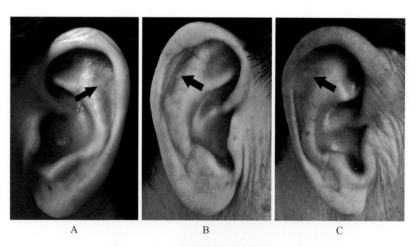

图4-159　类风湿关节炎的耳穴视诊图
A、B、C.腕至肘穴区可见片状红色

26. 痔疮

（1）视诊：肛门区至痔疮区可见点状隆起（图4-160）。

（2）触诊：压痛（++）。

（3）电测：肛门区呈阳性或强阳性反应。

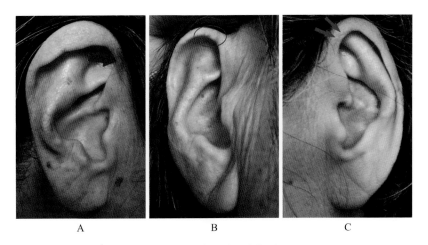

图4-160 痔疮的耳穴视诊图
A、B、C. 肛门区至痔疮区可见点状隆起

27. 耳廓软骨钙化

（1）视诊：耳廓软骨硬化，肝区肿胀，肾区凹陷（图4-161）。

（2）触诊：肝区和肾区压痛（++）。

（3）电测：肝区和肾区呈阳性反应。

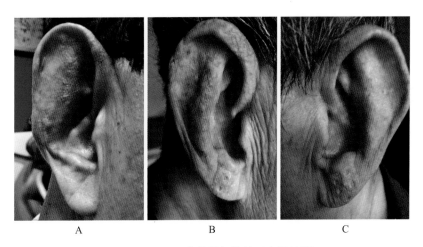

图4-161 耳廓软骨钙化的耳穴视诊图
A、B、C. 耳廓软骨硬化，肝区肿胀，肾区凹陷

三、妇科疾病

1. 盆腔肿块

（1）视诊：盆腔区可见块状隆起或结节（图4-162）。

（2）触诊：质硬，压痛（++）。

（3）电测：盆腔部位呈阳性或强阳性反应。

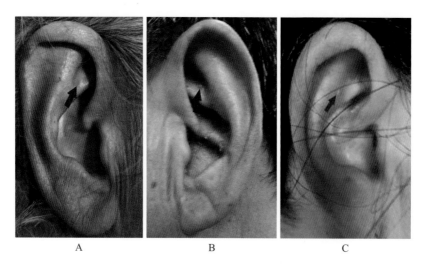

图4-162　盆腔肿块的耳穴视诊图

A.盆腔区可见块状隆起,B、C.盆腔区可见结节

2. 盆腔炎

（1）视诊：盆腔区可见片状隆起或红润（图4-163）。

（2）触诊：压痛（++）。

（3）电测：盆腔部位呈阳性或强阳性反应。

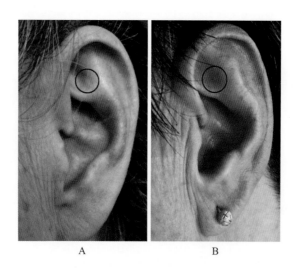

图4-163　盆腔炎的耳穴视诊图

A.盆腔区可见片状隆起,B.盆腔区红润

3. 白带过多

（1）视诊：三角窝可见红色、点状丘疹或脱屑（图4-164）。

（2）触诊：触痛（++）。

（3）电测：三角窝呈阳性或强阳性反应。

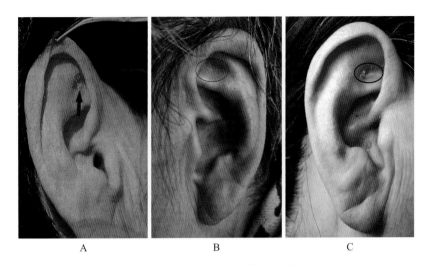

图4-164 白带过多的耳穴视诊图
A.三角窝可见红色脱屑,B、C.三角窝可见脱屑

4. 子宫内膜炎

(1)视诊:子宫区可见白色片状肿胀或丘疹(图4-165)。

(2)触诊:触及有压痕,触痛(++)。

(3)电测:子宫区呈阳性或强阳性反应。

5. 子宫内膜癌

(1)视诊:子宫区呈灰褐色,免疫特异区呈灰褐色反应(图4-166)。

(2)触诊:触痛(+++)。

(3)电测:子宫区和免疫特异区呈强阳性反应。

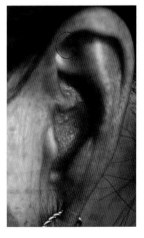

图4-165 子宫内膜炎的耳穴视诊图
子宫区可见丘疹

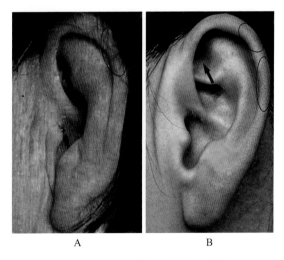

图4-166 子宫内膜癌的耳穴视诊图
A、B.子宫区呈灰褐色,免疫特异区呈灰褐色反应

6. 子宫肌瘤

（1）视诊：子宫区可见一个结节（图4-167）。

（2）触诊：结节处触痛（++）。

（3）电测：子宫区呈阳性或强阳性反应。

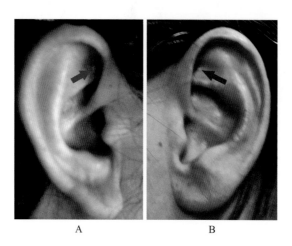

A   B

图4-167　子宫肌瘤的耳穴视诊图

A、B. 子宫区可见一个结节

7. 子宫多发性肌瘤

（1）视诊：子宫区可见多个结节（图4-168）。

（2）触诊：触痛（++）。

（3）电测：子宫区呈阳性或强阳性反应。

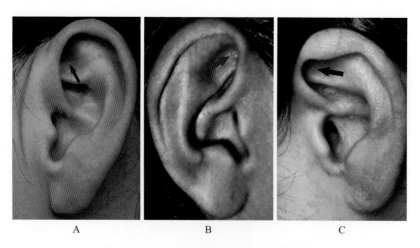

A   B   C

图4-168　子宫多发性肌瘤的耳穴视诊图

A、B、C. 子宫区可见多个结节

8. 子宫切除

视诊：子宫区凹陷（图4-169）。

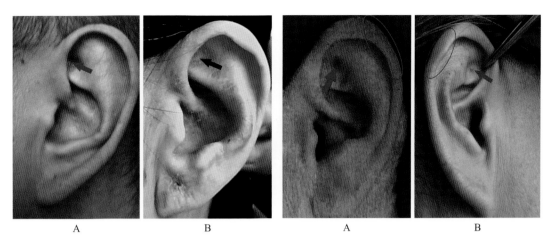

图4-169　子宫切除的耳穴视诊图	图4-170　宫颈癌的耳穴视诊图
A、B.子宫区凹陷	A、B.宫颈区有灰褐色斑块,免疫特异区呈灰色反应

9. 宫颈癌

(1)视诊:宫颈区有灰褐色斑块或结节,免疫特异区呈灰色反应(图4-170)。

(2)触诊:触痛(+++)。

(3)电测:宫颈区呈强阳性反应。

10. 宫颈炎

(1)视诊:宫颈区可见水肿、丘疹,或红色脱屑(图4-171)。

(2)触诊:触痛(++)。

(3)电测:宫颈区呈阳性或强阳性反应。

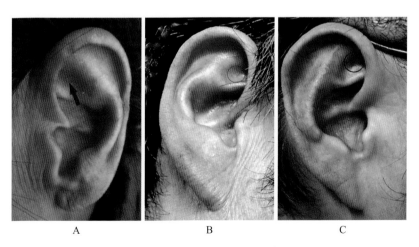

图4-171　宫颈炎的耳穴视诊图

A、B.宫颈区可见红色脱屑,C.宫颈区可见丘疹

11. 宫颈糜烂

(1)视诊:宫颈区可见点状或片状充血(图4-172)。

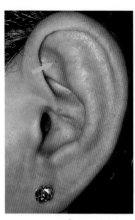 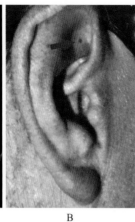 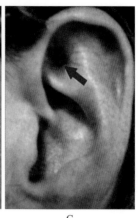

A   B   C

图4-172 宫颈糜烂的
耳穴视诊图
A、B. 宫颈区可见点状充
血, C. 宫颈区可见片状充血

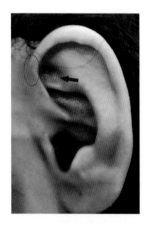

图4-173 阴道炎的耳
穴视诊图
三角窝区可见点状充血, 尿
道至外生殖器红肿

（2）触诊：触痛（++）。

（3）电测：宫颈区呈阳性或强阳性反应。

12. 阴道炎

（1）视诊：三角窝区可见点状充血, 尿道至外生殖器红肿（图
4-173）。

（2）触诊：触痛（++）。

（3）电测：三角区呈阳性或强阳性反应。

13. 老年性阴道炎

（1）视诊：三角窝区可见脱屑（图4-174）。

（2）触诊：触痛（+）。

（3）电测：三角窝区呈阳性反应。

14. 卵巢炎

【急性】

（1）视诊：卵巢穴可见红色肿胀（图4-175）。

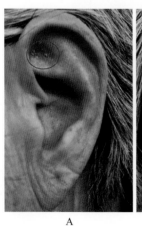 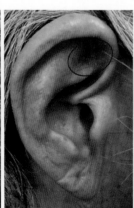 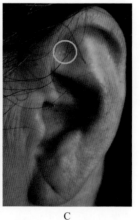

A   B   C

图4-174 老年性阴道
炎的耳穴视
诊图
A、B、C. 三角窝区可见脱屑

（2）触诊：触痛（++）。

（3）电测：卵巢穴呈阳性或强阳性反应。

【慢性】

（1）视诊：卵巢穴增宽、色暗（图4-176）。

（2）触诊：触痛（+）。

（3）电测：卵巢穴呈阳性反应。

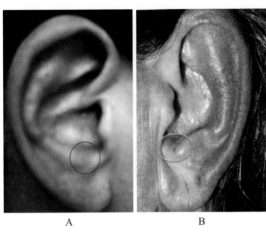
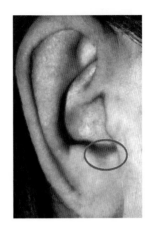

图4-175　急性卵巢炎的耳穴视诊图
A、B.卵巢穴呈红色肿胀

图4-176　慢性卵巢炎的耳穴视诊
卵巢穴增宽色暗

15．卵巢囊肿

（1）视诊：卵巢区增厚、肿胀，或有结节状隆起（图4-177）。

（2）触诊：触痛（++）。

（3）电测：卵巢区呈阳性或强阳性反应。

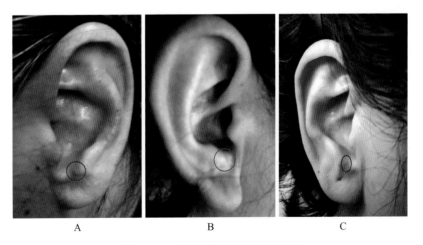

图4-177　卵巢囊肿的耳穴视诊图
A、B、C.卵巢区有结节状隆起

16. 乳房肿块

（1）视诊：乳腺区有结节（图4-178）。

（2）触诊：触痛（++）。

（3）电测：乳腺区呈阳性或强阳性反应。

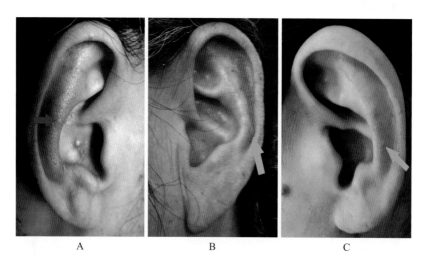

图4-178 乳房肿块的耳穴视诊

A、B、C.乳腺区有结节

17. 乳房癌

（1）视诊：乳腺区有灰褐色结节，免疫特异区呈灰褐色反应（图4-179）。

（2）触诊：触痛（+++）。

（3）电测：乳腺区和免疫特异区呈强阳性反应。

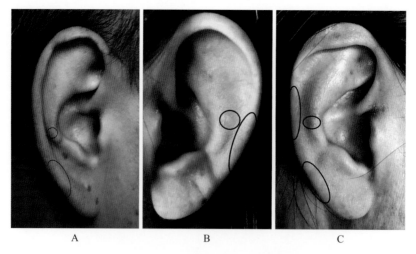

图4-179 乳腺癌的耳穴视诊图

A、B、C.乳腺区有灰褐色结节，免疫特异区呈灰褐色反应

18. 乳腺癌切除后疤痕

(1)视诊：乳腺区可见褐色瘢痕样隆起（图4-180）。

(2)触诊：触痛（+）。

(3)电测：乳腺区呈阳性反应。

19. 乳腺癌切除后水肿

(1)视诊：乳腺区可见片状隆起（图4-181）。

(2)触诊：触痛（++）。

(3)电测：乳腺区呈阳性或强阳性反应。

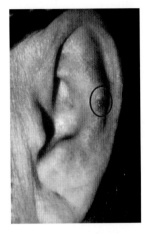 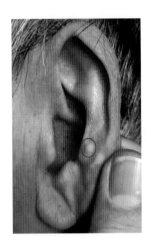

图4-180 乳腺癌切除后疤痕的耳穴视诊图
乳腺区可见褐色瘢痕样隆起

图4-181 乳腺癌切除后水肿的耳穴视诊图
乳腺区可见片状隆起

20. 月经前期

三角窝呈粉红色（图4-182）。

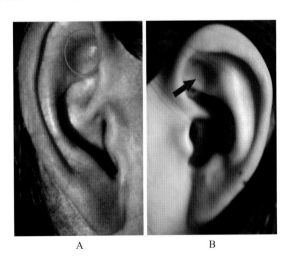

A   B

图4-182 月经前期的耳穴视诊图
A、B. 三角窝呈粉红色

21. 月经期

三角窝充血红润(图4-183)。

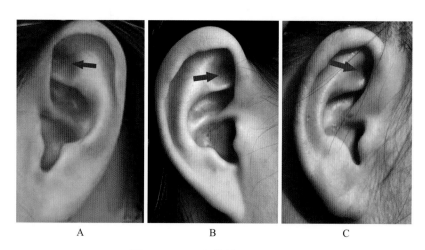

图4-183　月经期的耳穴视诊图

A、B、C. 三角窝充血红润

22. 月经后期

三角窝呈暗红色(图4-184)。

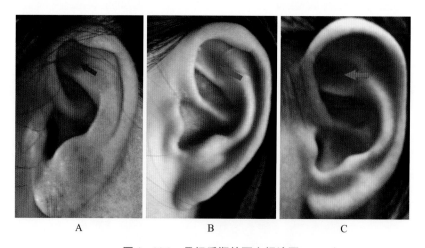

图4-184　月经后期的耳穴视诊图

A、B、C. 三角窝呈暗红色

四、皮肤科疾病

1. 荨麻疹

（1）视诊：过敏区可见大片红润或糠皮样脱屑(图4-185)。

（2）触诊：过敏区有压痕。

（3）电测：过敏区呈阳性反应。

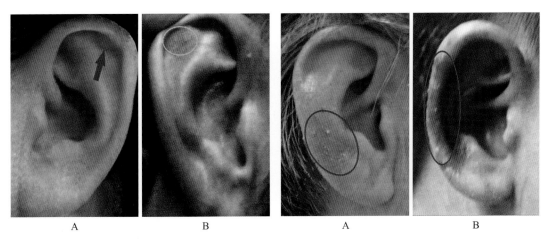

图4-185 荨麻疹的耳穴视诊图
A.过敏区呈可见大片红润和糠皮样脱屑,B.过敏区可见大片红润

图4-186 湿疹的耳穴视诊图
A、B. 耳轮和耳舟区可见大片红润和糠皮样脱屑

2. 湿疹

(1)视诊:耳轮和耳舟区可见大片红润和糠皮样脱屑且不易擦掉(图4-186)。

(2)触诊:耳轮和耳舟区有压痕。

(3)电测:肺区、耳轮和耳舟区相应部位呈阳性反应。

3. 皮肤炎症

(1)视诊:过敏区充血,身体对应部位有丘疹或脱屑(图4-187)。

(2)触诊:过敏区有压痕。

(3)电测:过敏区呈阳性反应。

4. 脂溢性皮炎

(1)视诊:咽喉、内脏区、胸腰椎区可见脂溢性皮疹(图4-188)。

(2)触诊:过敏区有压痕。

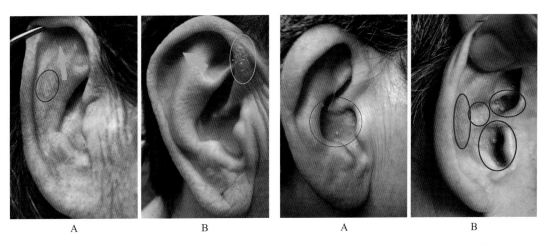

图4-187 皮肤炎症的耳穴视诊图
A、B.过敏区充血,身体对应部位有丘疹或脱屑

图4-188 脂溢性皮炎的耳穴视诊图
A、B. 咽喉、内脏区、胸腰椎区可见脂溢性皮疹

（3）电测：过敏区呈阳性反应。

5. 过敏

（1）视诊：过敏区可见片状红色或脱屑（图4-189）。

（2）触诊：过敏区有压痕。

（3）电测：过敏区呈阳性反应。

6. 药物过敏

（1）视诊：过敏区有数个暗褐色的色素沉着（图4-190）。

（2）触诊：过敏区有压痕。

（3）电测：过敏区呈阳性反应。

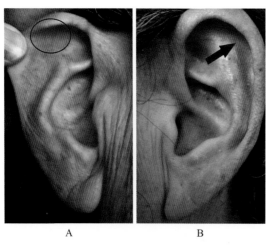

A   B

图4-189　过敏的耳穴视诊图

A.过敏区可见片状红色,B.过敏区可见片状红色伴有脱屑

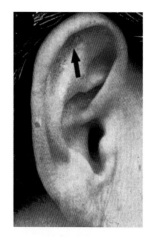

图4-190　药物过敏的耳穴视诊图

过敏区有数个暗褐色的色素沉着

7. 抗癌药过敏

（1）视诊：过敏区色红，肿瘤特异区以及身体各区域都有红色包块（图4-191）。

（2）触诊：过敏区有压痕。

（3）电测：过敏区呈阳性反应。

8. 肛门瘙痒

（1）视诊：肛门至痔疮区可见丘疹（图4-192）。

（2）触诊：过敏区有压痕。

（3）电测：过敏区和肛门区呈阳性反应。

9. 外阴瘙痒

（1）视诊：外生殖器处可见脱屑（图4-193）。

（2）触诊：过敏区有压痕。

（3）电测：过敏区和外阴区呈阳性反应。

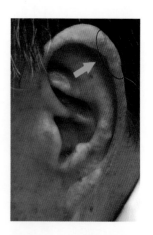

图4-191　抗癌药过敏的
耳穴视诊图

过敏区色红,肿瘤特异区以及
身体各区域都有红色包块

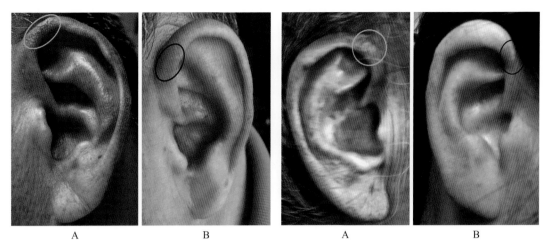

图4-192 肛门瘙痒的耳穴视诊图
A、B.肛门至痔疮区可见丘疹

图4-193 外阴瘙痒的耳穴视诊图
A、B.外生殖器处可见脱屑

10. 冻疮

（1）视诊：耳轮、耳舟和对耳轮可见红色或暗红色瘢痕（图4-194）。

（2）触诊：过敏区有压痕。

（3）电测：过敏区和冻疮区呈阳性反应。

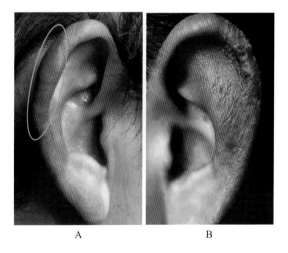

图4-194 冻疮的耳穴视诊图
A.耳轮暗红色，B.耳轮、耳舟和对耳轮可见暗红色瘢痕

五、五官科疾病

1. 近视

（1）视诊：目2可见片状隆起（图4-195）。

（2）触诊：目2或眼区压痛（+）。

（3）电测：目2、眼区呈阳性反应。

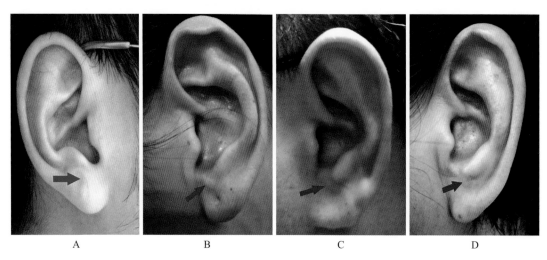

图4-195 近视的耳穴视诊图

A、B、C、D.目2可见片状隆起

2. 远视

（1）视诊：目2可见条索状隆起（图4-196）。

（2）触诊：目2或眼区压痛（+）。

（3）电测：目2、眼区呈阳性反应。

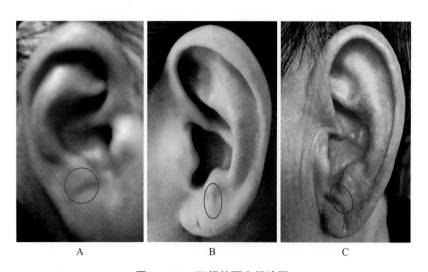

图4-196 远视的耳穴视诊图

A、B、C.目2可见条索状隆起

3. 近视散光

（1）视诊：目2可见片状隆起，并伴有点状凹陷（图4-197）。

（2）触诊：目2或眼区压痛（+）。

（3）电测：目2、眼区呈阳性反应。

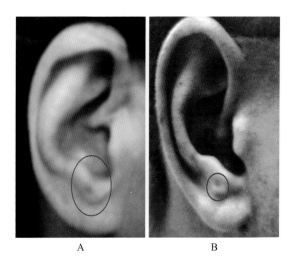

图4-197 近视散光的耳穴视诊图
A、B. 目2可见片状隆起伴有点状凹陷

4. 远视散光

（1）视诊：目2可见条状隆起，且两侧伴有点状凹陷（图4-198）。

（2）触诊：目2或眼区压痛（+）。

（3）电测：目2、眼区呈阳性反应。

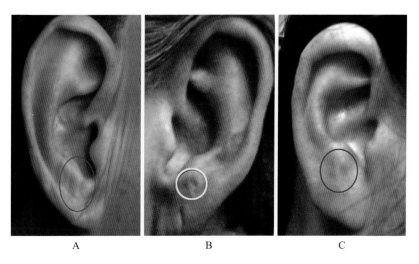

图4-198 远视散光的耳穴视诊图
A、B、C. 目2可见条状隆起，且两侧伴点状凹陷

5. 鼻炎

（1）视诊：内鼻区可见白色或红色片状隆起（图4-199）。

（2）触诊：内鼻区有压痕，压痛（+）。

（3）电测：内鼻区呈阳性反应。

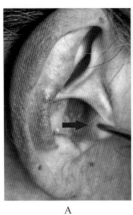
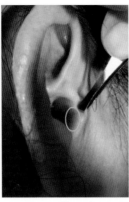
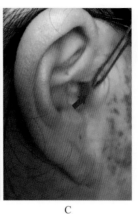

A　　　　　　　　　B　　　　　　　　　C

图4-199　鼻炎的耳穴视诊图

A.内鼻区可见白色片状隆起,B、C.内鼻区可见红色片状隆起

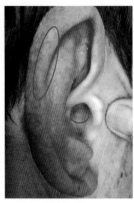

图4-200　鼻癌的耳穴
视诊图

内鼻区有灰色片状隆起,免
疫特异区可见片状灰色

6. 鼻癌

（1）视诊：内鼻区有灰色片状隆起,免疫特异区可见片状灰色（图4-200）。

（2）触诊：触痛（+++）。

（3）电测：内鼻区呈强阳性反应。

7. 咽喉炎

（1）视诊：咽喉区可见白色或红色片状隆起（图4-201）。

（2）触诊：咽喉区有压痕,压痛（+）。

（3）电测：咽喉区呈阳性反应。

8. 中耳炎

（1）视诊：内耳区可见红肿或灰褐色疤痕状改变（图4-202）。

（2）触诊：内耳区压痛（+）。

（3）电测：内耳区呈阳性反应。

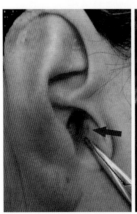
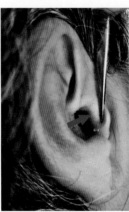
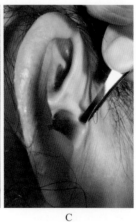

A　　　　　　　　　B　　　　　　　　　C

图4-201　咽喉炎的耳
穴视诊图

A.咽喉区可见红色片状隆
起,B、C.咽喉区可见白色
片状隆起

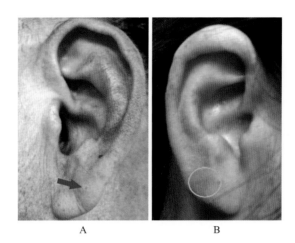

图4-202 中耳炎的耳穴视诊图
A.内耳区可见灰褐色疤痕状改变,B.内耳区红肿

9. 听力减退、耳鸣

(1)视诊:内耳穴凹陷,或形成耳鸣沟,或伴有外耳穴凹陷(图4-203)。

(2)触诊:内耳穴压痛(+)。

(3)电测:内耳穴呈阳性反应。

10. 口腔溃疡

(1)视诊:口区红肿,可见白色分泌物(图4-204)。

(2)触诊:口区压痛(+)。

(3)电测:口区呈阳性反应。

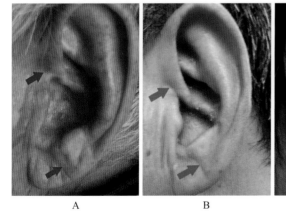
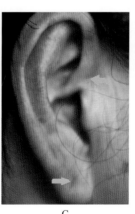

图4-203 听力减退、耳鸣的耳穴视诊图
A、B.可见耳鸣沟,并伴有外耳穴凹陷;C.内耳穴凹陷,并伴有外耳穴凹陷

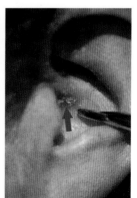

图4-204 口腔溃疡的
耳穴视诊图
口区红肿,可见白色分泌物

11. 口腔炎

【急性】

(1)视诊:口区有片状红肿或伴有脱屑(图4-205)。

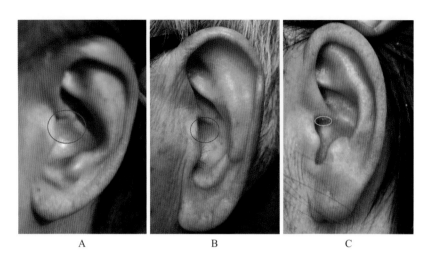

图4-205 急性口腔炎的耳穴视诊图
A、B.口区有片状红肿,C.口区有片状红肿或伴有脱屑

（2）触诊：口区可见压痕,压痛(++)。

（3）电测：口区呈阳性或强阳性反应。

【慢性】

（1）视诊：口区可见片状发白或水肿,或可见结节（图4-206）。

（2）触诊：口区可见压痕,压痛(+)。

（3）电测：口区呈阳性反应。

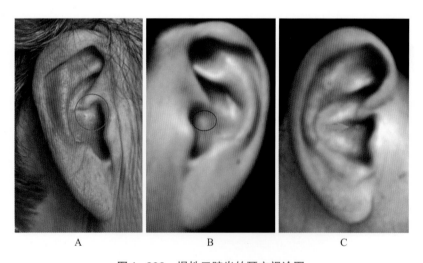

图4-206 慢性口腔炎的耳穴视诊图
A.口区片状发白,B.口区片状发白水肿,C.口区可见结节

12. 扁桃体炎

【急性】

（1）视诊：扁桃体区红肿（图4-207）。

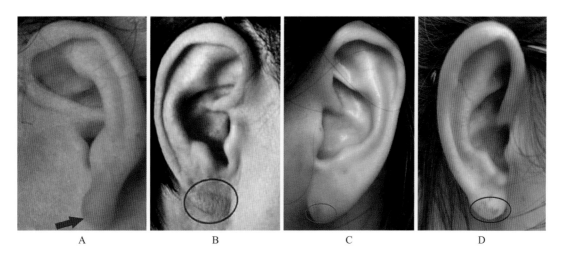

图4-207 急性扁桃体炎的耳穴视诊图
A、B、C、D. 扁桃体区红肿

（2）触诊：扁桃体区压痛（+）。

（3）电测：扁桃体区呈阳性或强阳性反应。

【慢性】

（1）视诊：扁桃体区有褐色小点（图4-208）。

（2）触诊：扁桃体区压痛（+）。

（3）电测：扁桃体区呈阳性反应。

13. 扁桃体切除

（1）视诊：扁桃体区凹陷（图4-209）。

（2）触诊：扁桃体区压痛（+）。

（3）电测：扁桃体区呈阳性反应。

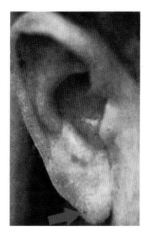

图4-208 慢性扁桃体炎的耳穴视诊图
扁桃体区有褐色小点

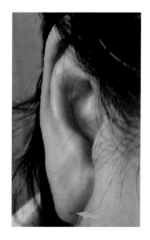

图4-209 扁桃体切除的耳穴视诊图
扁桃体区凹陷

14. 牙痛

（1）视诊：颌区隆起（图4-210）。

（2）触诊：颌区压痛（++）。

（3）电测：颌区穴呈阳性或强阳性反应。

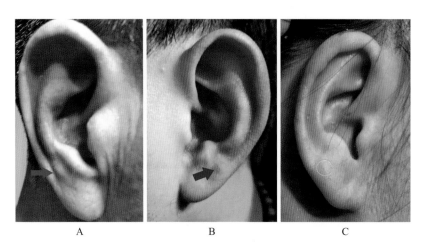

图4-210　牙痛的耳穴视诊图

A、B、C. 颌区隆起

15. 颞颌关节综合征

（1）视诊：颞颌区可见片状隆起（图4-211）。

（2）触诊：颞颌区压痛（++）。

（3）电测：颞颌区呈阳性或强阳性反应。

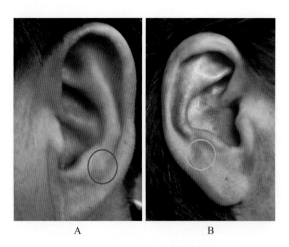

图4-211　颞颌关节综合征的耳穴视诊图

A、B. 颞颌区可见片状隆起

16. 上缺齿沟

上缺齿沟（图4-212）。

17. 下缺齿沟

下缺齿沟(图4-213)。

18. 上下缺齿沟

上缺齿沟和下缺齿沟(图4-214)。

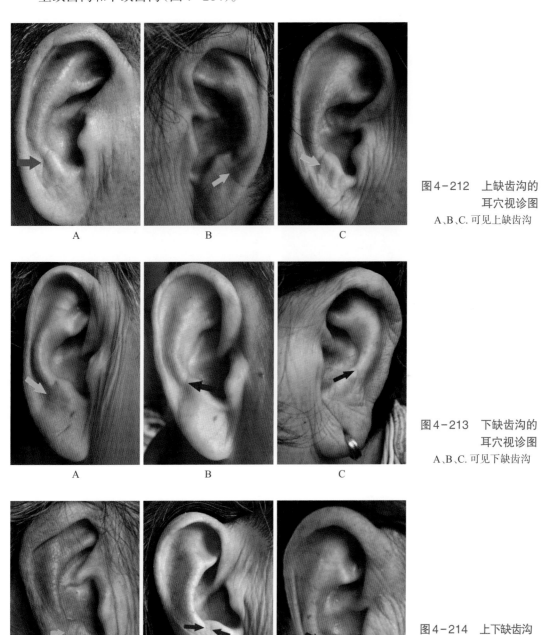

图4-212　上缺齿沟的
耳穴视诊图
A、B、C. 可见上缺齿沟

图4-213　下缺齿沟的
耳穴视诊图
A、B、C. 可见下缺齿沟

图4-214　上下缺齿沟
的耳穴视诊
图
A、B、C. 可见上缺齿沟和下
缺齿沟

六、非病理性改变

视诊时应排除非病理性改变，如耳廓形态变异，以及因天气寒冷或炎热而导致耳廓色白或潮红等。

1. 耳轮脚延长

耳轮脚延长与对耳轮融合（图4-215）。

2. 无耳轮结节

耳轮至耳轮脚都无耳轮结节（图4-216）。

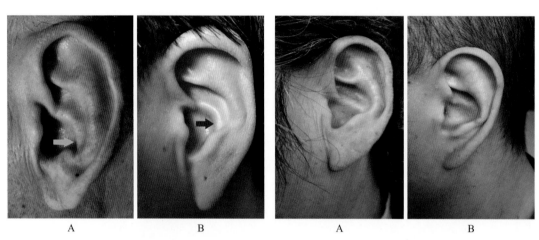

图4-215　耳轮脚延长的耳廓视诊图
A、B.耳轮脚延长与对耳轮融合

图4-216　无耳轮结节的耳廓视诊图
A、B.耳轮至耳轮脚都无耳轮结节

3. 双耳轮结节

耳轮有两个耳轮结节（图4-217）。

4. 瘘管

耳廓上有瘘管（图4-218）。

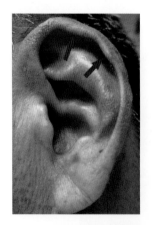

图4-217　双耳轮结节的耳廓视诊图

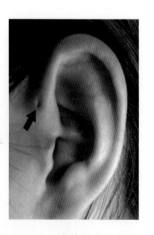

图4-218　瘘管的耳廓视诊图

5. 耳柱

耳前可见肉色柱状隆起（图4-219）。

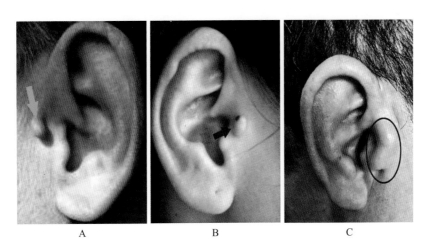

图4-219 耳柱的耳廓视诊图

A、B. 耳前可见肉色柱状隆起，C. 耳前可见两个肉色柱状隆起

6. 耳甲艇分隔

中间隆起的软骨将耳甲艇分隔（图4-220）。

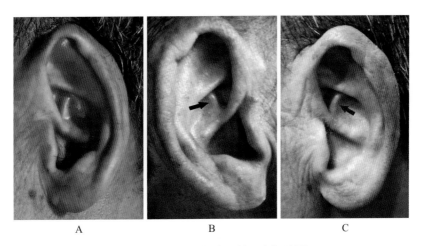

图4-220 耳甲艇分隔的耳廓视诊图

A、B、C. 中间隆起的软骨将耳甲艇分隔

第 五 章

耳穴疗法

根据病情利用耳穴的特异性进行穴位组合和配伍,这就构成了"耳穴治疗学"的临床理论依据。

第一节　耳穴疗法的选穴特点和治疗优点

耳穴疗法是一种独特的医学疗法,具有许多特点和优点。

一、耳穴疗法的选穴特点

耳穴疗法与其他系列的穴位比较,具有以下显著的特点。

1. 耳穴在耳廓分布表浅

耳穴都分布在耳廓皮肤的表层,所处的位置都比较浅。而其他系列的穴位,如经络穴位、手、足穴,它们有的在肌肉层,有的在骨膜层,有些穴位甚至深达皮层下2寸多,很少在皮肤表层,按摩力度很难达到。耳穴则不同,由于它们都在皮肤表层,不但敏感,而且容易刺激,轻轻一碰,就能触及穴位。

这里所说的"寸"是指中医取穴专用的"同身寸",一般用指量法,即以患者本人手指宽度为标准来比量取穴,拇指中节横度相当1寸,食指、中指两指并合的横度相当1.5寸,食指至小指并合的横度(即四横指)相当3寸(图5-1)。

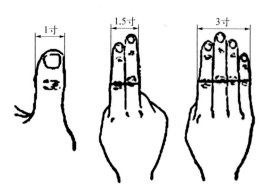

图5-1　"同身寸"比量示意图

2. 耳穴信息反应的显性率高

人体内部各器官组织的生理、病理信息,在局部肢体(手、足、鼻、耳等)都有反应,但反应有显有潜,其中耳廓反映身体内部信息的显性率最高,与整体对应的信息点(全息穴)也最多,仅标准化耳穴就有89个,是各类穴中数量最多的。

二、耳穴疗法的治疗优点

耳穴疗法的优点很多,主要表现在以下几个方面。

1. 应用方便，简单易学

耳穴分布有一定的规律，而且穴位基本上都是以人体的生理脏器名称命名，因而容易学、容易记，也容易用，如肝病找肝穴、胃病找胃穴，一目了然。

2. 穴位敏感度高，疗效好

耳全息穴与体内相关器官、组织的对应性强，因此刺激耳穴，身体调节的力度较大，健身祛病的效果好。往往用少量穴位，即可取得显著效果。尤其擅于止痛，曾经用耳穴针刺麻醉进行胃、阑尾、甲状腺等手术，一般只用4~5个穴位，效果显著。对于牙痛、胃痛、胆绞痛等疼痛，穴位找准了，往往用一个穴位就能止痛。如门诊有一个胆绞痛患者，我们只在他耳穴"胰胆"的病理反应点上按压2分钟左右，症状就基本缓解。

3. 适应证广，疗效确切

有大量的临床报道证实，耳穴疗法具有调节神经平衡、镇痛止痛、疏经通络、调节气血、强身健体等功能，广泛用于外、妇、儿、五官、皮肤、内分泌、神经、骨伤等各科疾病的治疗。耳穴疗法不仅用以治疗各种功能性的疾病，而且对某些器质性疾病及疑难杂症也取得了一定疗效。因此，耳穴可以治疗或辅助治疗多种疾病。

4. 耳穴疗法有"多病同治"的功效

例如，有些患者在治疗牙痛时发现原来鼻出血的病也好了；有的患者反映，在治疗便秘过程中，失眠症状有了很大改善等。这是由于刺激耳穴激发、调动的抗病力潜能既有特异性又有非特异性，同时对增强机体自稳功能也有良好的促进作用。

5. 刺激手段多，不良反应少，使用安全

耳穴都在耳廓皮肤表层，不但敏感且容易刺激，可以根据需要采用多种刺激手段，如针刺、艾灸、放血、温熨、按摩、塞药、吹耳、割治以及耳穴压丸、耳穴磁疗、激光照射等等。其中最为常用的有针刺、艾灸、放血、压丸（即压籽法）、磁疗等方法，简便安全，鲜有副作用。

第二节　耳穴刺激的常用方法

耳穴都在耳廓皮肤表层，不但敏感且容易刺激，可以按照不同病情和环境条件，选择相应的刺激手段，如贴膏、压丸、贴磁、手法按摩等。有些刺激手段（如针刺、放血）属医生专用。

常用的刺激方法有手法按摩、贴敷法和针刺放血三大类。

一、手法按摩

按摩法是指对耳廓的不同部位或穴位进行按压、搓揉、提捏等手法刺激，以达到防病治病的一种方法。

（一）按摩方法

手法按摩耳穴的常用方法是捏压法、搓揉法和点压法。

1. 捏压法

用拇指和食指的指端，分别在耳廓正面和背面相向施力，捏压耳穴。它的特点是耳区接触面广,容易压到多个穴点。

2. 搓揉法

用拇指和食指的指端,分别在耳廓正面和背面相向施力,搓揉耳穴。它的特点是耳区接触面广,容易压到多个穴点。

3. 点压法

用手指甲点压耳穴,在耳区接触面小,刺激量相对较大,常用于止痛,但须找准病理反应点(压痛敏感点)。

(二)按摩力度

一些学者认为,适度按摩刺激可引发机体应激反应,并对大脑有唤醒作用,从而激发、激活抗病力潜能。

按摩刺激的力度,要达到一定的量,使耳穴区有胀或痛的感觉,但也不是越重越好,任何刺激都必须控制在机体的承受范围。不同按摩力度,引发的生理反应也不同,必须根据需要而定。例如,想要调整胃的状况达到活化时,缓缓地、轻柔地搓揉,轻度刺激就可以了;当头痛或牙痛,想赶快止痛时,给予重度刺激就对了,但也不宜过重。

(三)按摩时间

保健按摩一般每穴半分钟到1分钟;治疗按摩一般每穴1分钟到2分钟,有特殊要求的另定。

保健按摩一天1~2次;治疗按摩一天2~3次,有特殊要求的可增加或减少次数。

(四)常用保健按摩方法

1. 全耳按摩

方法:双手掌心摩擦发热后,按摩耳廓正背两面(图5-2)。先向后按摩耳廓正面,然后向前按摩耳廓背面,来回反复按摩20次。

耳廓包含着全身的生物信息,按摩全耳等于按摩全身,可以激活全身机能,提升体力、体能。

2. 提双耳

方法:双手拇、食两指捏住耳尖,向上提拉,稍停后恢复原状,做20次(图5-3)。

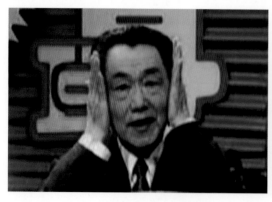

图5-2 按摩耳廓正背两面

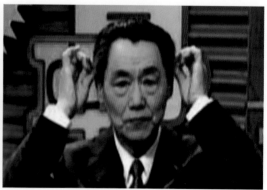

图5-3 提拉双耳图示

中医认为,十二经脉皆上络于耳,此法能疏理十二经络,调和气血,健身祛病。中医十分重视气血调和,认为"气滞血瘀,百病丛生","气血调和,百病消散"。

3. 按摩耳轮、对耳轮

方法:双手空握拳,以拇、食两指沿耳轮、对耳轮自下而上按揉30次(图5-4)。

耳轮、对耳轮分布有两条影响全身的能量管道。实践显示,此法有健脑、聪耳、明目、补肾等健身作用。

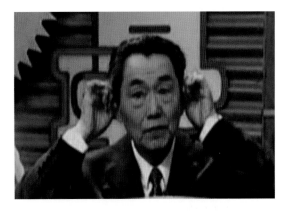

图5-4　按揉耳轮、对耳轮图示

二、贴敷法

(一)贴膏法

贴膏法是用有一定刺激性的橡皮胶,剪成6毫米×6毫米的方块贴在耳穴上,每次贴一侧耳穴,1~2天后换贴对侧耳穴。刺激性橡皮胶,如伤湿止痛膏、香桂活血膏、关节止痛膏等都可以用。但要注意的是,孕妇及小儿忌用刺激性较大的药膏,穴位皮肤破损者不宜贴敷。

贴膏前要注意穴区清洁,也可以先按揉,然后再贴膏,贴膏后也可再按摩。保健最常用的就是手指按摩和贴膏两种方法。

(二)压丸法

压丸法是用王不留行籽等植物种子,或其他圆形小颗粒,放在耳穴病理反应点上,用小块胶布固定(图5-5)。

每天用手指捏压(不要揉动)2~3次,捏压的用力要适当,防止压破皮肤,以略有痛感为度,每次1~2分钟,5~7天后去除,换贴对侧耳穴。

压丸法也叫粒针,意思是以粒子代针。压丸法属物理性刺激,有类似针刺的作用。过去用耳针,现在大都用压丸法代替,这也与耳穴的特点相关,因为耳穴都分布于浅表,容易刺激。

(三)贴磁法

贴磁法是用磁珠或小型磁片置于小块胶布中央,贴于所选耳穴上。也可在耳廓前后对贴,使磁力线穿透穴位,以加强刺激。一般贴单侧耳穴,两耳交替,但所贴磁片一次不宜超过2片,磁珠不宜超过4粒。每次贴敷5~7天。

贴磁法是用磁片或磁珠的磁力线刺激耳穴。5~7天后去除,换贴对侧耳穴。

三、针刺、放血

(一)针刺

针具一般用半寸长的毫针。毫针是古代的九针之一,耳针常用28号半寸长的毫针。严格消毒后,医者左手固定耳廓,右手拇指、食指持针柄,将针尖对准耳穴,手指前后捻动,边捻边按,使针

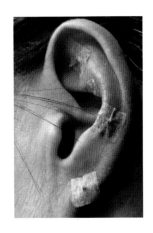

图5-5　压丸法图示

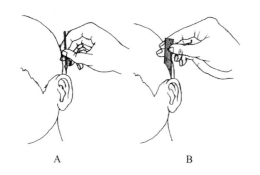

图5-6　放血法图示
A.点刺放血法,B.划刺放血法

随捻转刺入。针刺深度,一般掌握原则是:刺入耳软骨,而不刺透耳软骨,耳针能站立不摇摆为宜。留针时间一般为半小时。

留针期间,每隔10分钟应捻转针柄1次,以加强刺激提高疗效。耳穴针刺止痛效果比较理想,所以曾经用于手术麻醉。

（二）放血

放血法,先按摩耳廓使之充血。然后在严格消毒的基础上,用针或刀片刺破穴位皮肤,放血3~5滴,再用消毒干棉球轻压针眼片刻止血,数小时后伤口自愈(图5-6)。

古代针刺多结合放血,《黄帝内经》中记载:"凡治病必先去其血,乃去其所苦,伺之所欲,然后泻有余,补不足。"凡实热之症、血瘀、邪实、热盛等所致的许多炎症、发热、眩晕、疼痛等病症,均适用放血法(目前耳穴刺血法常用于退热、消炎、止痛和治疗皮肤病)。

各种出血性疾病,如月经期、贫血以及神经过敏者、年老体弱者不宜用此法。操作前,注意无菌操作;操作后,注意当天不要洗头、洗澡,防止感染。

以上不同刺激方法也可根据需要联合应用,如手法按摩后贴膏,贴膏后按摩;不同耳穴同时分别采用贴膏、放血、压丸等不同方法。

第三节　耳穴疗法的取穴原则

一、常用取穴思路

1. 相应部位取穴

根据患病部位,在耳廓的相对应部位取穴。如胃病用耳廓的"胃穴",肝病用耳廓的"肝穴"。

2. 中医辨证取穴

根据中医藏象经络学说的理论辨证取穴。如皮肤过敏可取肺穴来治疗,因为"肺主皮毛";冠心病可取小肠穴来治疗,因为"心与小肠相表里"。

3. 按现代医学理论取穴

许多耳穴穴位是按照现代医学理论命名的。如更年期综合征,现代医学观点认为是内分泌失调,因此可取内分泌穴。再如皮质下、肾上腺等也可以按此理论取穴。

4. 按临床经验取穴

医生在长期临床耳穴治疗中,不仅积累了丰富的经验,同时还扩展了耳穴的主治功能。如鼻塞可取外耳穴加内鼻穴等。

5. 按穴位功能取穴

在选穴组方时,还要根据穴位功能考虑选取功能穴。如神门穴可用于镇静止痛,枕穴可用于镇静止晕,过敏区可用于祛风止痒、抗过敏,而耳尖、屏尖均可用于退热等等,总之合理选取功能穴可以提高疗效。

二、穴位配伍

配伍取穴有单穴法、双穴法、多穴法及杂交法。一般根据患者具体情况,经过全面考虑后组合配穴,即先定主穴,后定配穴。初学做耳穴,最容易掌握的是"单穴法"和"双穴法",什么部位的病就用耳廓上对应部位穴,或者再加上一个功能穴,如消炎、止痛加耳"神门穴",调节内分泌加耳"内分泌穴"等。熟练后,也可用多穴法、杂交法。至于用哪一种方法好,需要从实践经验中领悟。一般来说,杂交法疗效比较好。

穴位配伍恰当,疗效亦好。用穴能少勿多,力求"少而精"的穴位配伍。

三、常见的治疗反应

耳穴治疗中,常见的治疗反应有以下几种:

(1)即时效应。治疗后,症状立即缓解甚至消失。

(2)延缓效应。治疗开始时无明显改变,1~2个疗程后症状逐步好转。

(3)短时反跳反应。治疗后,症状反而在短时内略有加重,然后逐步恢复好转。

(4)无效反应。经几个疗程治疗(一般10次为1个疗程)仍未见效果,应改用其他方法,或与其他方法联合使用。

(5)不良反应。在治疗中偶可见个别病员出现过敏等不良反应,应改用其他方法。

第四节　耳穴疗法的适应证和禁忌

一、耳穴治疗的适应证

1. 各种疼痛性疾病

耳穴疗法最大的优点是止痛,对外伤性疼痛、手术后疼痛、神经性疼痛均有效,对胆绞痛止痛效果尤为明显。

2. 各种炎症性疾病

如对肺炎、牙周炎、中耳炎、咽喉炎、气管炎、盆腔炎、肠炎、关节炎、胆囊炎等,均有消炎止痛的功效。

3. 内分泌代谢疾病

如对甲状腺功能亢进、糖尿病、肥胖病、更年期综合征等,有改善症状的作用。

4. 功能紊乱性疾病

如对内耳眩晕症、高血压、心律失常、肠功能紊乱、神经衰弱、植物神经功能紊乱等,有良好的调整作用。

5. 变态反应性疾病

对过敏性结肠炎、过敏性鼻炎、荨麻疹、哮喘等,有消炎、脱敏、有改善作用。

6. 传染性疾病

如对痢疾、疟疾、流感、传染性肝炎等,耳穴治疗有镇静、退热、解痉、止痛作用,还可以恢复和提高机体的免疫力,从而加速疾病的痊愈。

7. 各种慢性病症

如对腰腿痛、肩周炎、慢性胃炎、肝炎、胆囊炎等,均有良好疗效。

8. 其他

耳穴疗法还可用于催产、催乳、戒烟、戒毒以及预防和治疗晕车、晕船等。

耳穴疗法虽然适应证广,但也有一定局限性,有的疾病可以单用耳穴治疗而奏效,有的疾病则需与艾灸、刮痧、药物等其他疗法联合运用才能取得良好效果。

二、耳穴疗法的禁忌

耳穴治疗比较安全,无绝对禁忌,但也需注意以下几点:

(1)严重心脏病不宜使用,更不宜采用强刺激。

(2)严重的器质性病变,如高度贫血、血友病,不宜针刺。

(3)孕妇怀孕40天至5个月内不宜针刺,5个月后可轻刺激,但不宜取内生殖器、内分泌、皮质下等穴。有习惯性流产者禁用耳穴治疗。

(4)耳廓有伤、湿疹部位不作耳穴刺激治疗。

第五节 常见病症的耳穴治疗

一、内科病症

1. 食道炎

食道炎,其主要症状是吞咽疼痛或困难、心口灼热、胸骨后疼痛等,当食道炎严重时可引起食道痉挛。

(1)耳穴多穴配伍:食道、贲门、胃、交感、皮质下、三焦(图5-7)。

(2)耳穴杂交配伍:耳穴+足穴"食道"+经络穴位"曲池穴"。

① 足穴"食道"的位置:足底第一跖骨处(图5-8)。

② 经络穴位"曲池穴"的位置:曲池(手阳明大肠经穴;合穴)肘横纹外侧端,屈肘,尺泽穴与肱骨外上髁连线中点(图5-9)。

2. 胃炎

胃炎指各种原因所致的胃黏膜炎性病变,按其病程长短分急性和慢性两类。

(1)耳穴多穴配伍(图5-10)

① 慢性胃炎急性发作:胃、脾、皮质下。

② 浅表性胃炎,胃窦炎:胃、脾、肝、交感、皮质下。

③ 萎缩性胃炎:胃、脾、交感、皮质下、胰胆、内分泌。

(2)耳穴杂交配伍

耳穴+足穴"胃"+经络穴位"足三里穴"和"尺胃穴"。

① 足穴"胃"的位置:足底第一跖骨中下段(图5-11)。

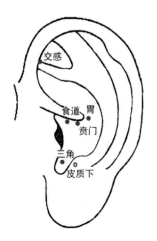

图5-7 食道炎的耳压点

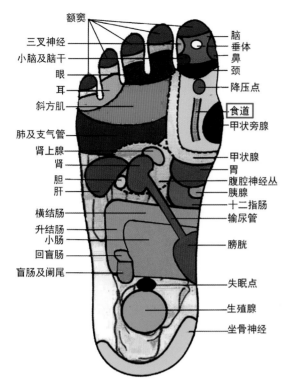

图5-8 足穴"食道"

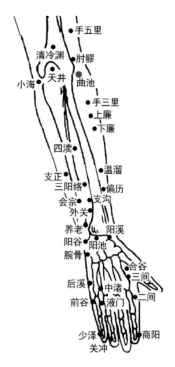

图5-9 经络穴位"曲池穴"

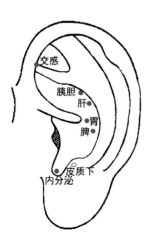

图5-10 胃炎的耳压点

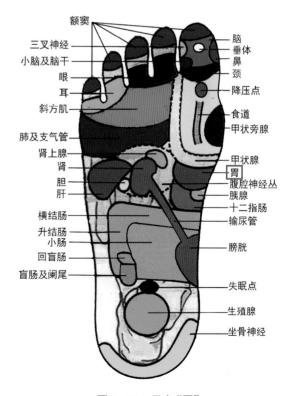

图5-11 足穴"胃"

② 经络穴位"足三里穴"的位置：外膝眼下3寸,胫骨外侧1寸许(图5-12)。

③ 经络穴位"尺胃穴"的位置：右侧手臂,在太渊穴与尺泽穴连线中点处(图5-13),也就是大概整个前手臂的中点位置,在此会出现压痛或条索状物等反应点。

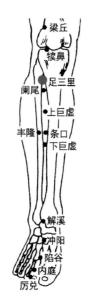 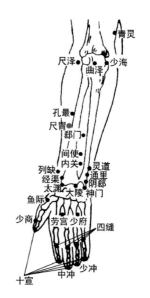

图5-12 经络穴位"足三里穴" 图5-13 经络穴位"尺胃穴"

3. 急性胃肠炎

急性胃肠炎是胃肠道的急性炎症,多由于暴饮暴食,或食用了含有致病菌及其毒素的食物所引起。

(1) 耳穴多穴配伍：胃、大肠、小肠、交感、内分泌(图5-14)。

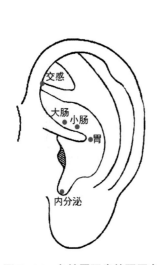 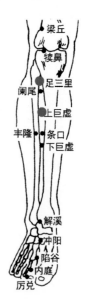

图5-14 急性胃肠炎的耳压点 图5-15 经络穴位"足三里穴"和"上巨虚穴"

（2）耳穴杂交配伍：耳穴＋经络穴位"足三里穴"和"上巨虚穴"。

经络穴位"足三里穴"的位置，在外膝眼下3寸，胫骨外侧1寸许（图5-15）。"上巨虚穴"的位置，在"足三里穴"直下3寸处（图5-15）。

4. 十二指肠溃疡

十二指肠溃疡多在空腹状态出现疼痛，进食后疼痛缓解。

（1）耳穴多穴配伍：十二指肠、交感、皮质下、神门（图5-16）。

（2）耳穴杂交配伍：耳穴＋足穴"十二指肠穴"＋经络穴位"上巨虚穴"。

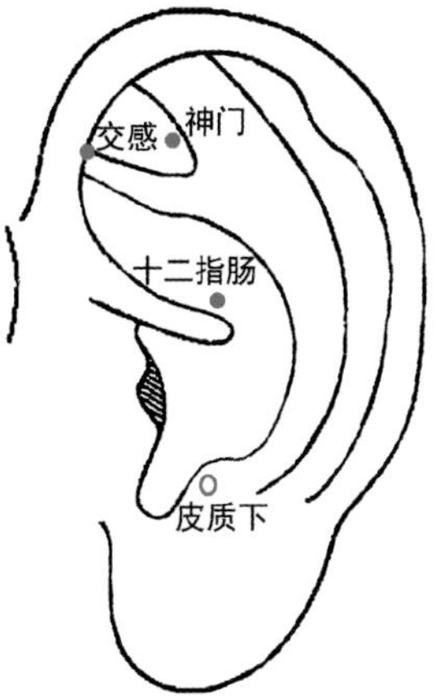

① 足穴"十二指肠穴"的位置：在足底第一跖骨下段（图5-17）。

② 经络穴位"上巨虚穴"的位置：在"足三里穴"直下3寸（图5-18）。

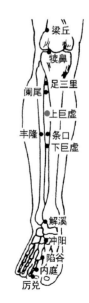

图5-16 十二指肠溃疡的耳压点

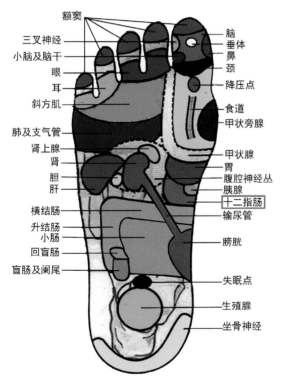

图5-17 足穴"十二指肠穴"

图5-18 经络穴位"上巨虚穴"

5. 恶心呕吐

恶心、呕吐这两种症状可单独或同时发生，有中枢性和反射性两种。

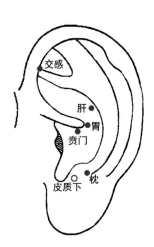

图5-19 恶心呕吐的耳压点

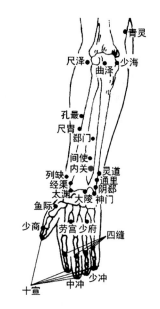

图5-20 经络穴位"内关穴"

（1）耳穴多穴配伍：贲门、胃、肝、枕、交感、皮质下（图5-19）。

（2）耳穴杂交配伍：耳穴＋足穴"胃"＋经络穴位"内关穴"。

① 足穴"胃"的位置：足底第一跖骨中下段（图5-11）。

② 经络穴位"内关穴"的位置：在手掌侧，腕横纹中点上2寸，两筋之间（图5-20）。

6. 便秘

便秘是指大便秘结不通，排便时间延长，或欲大便而艰涩不畅的一种病症。

（1）耳穴多穴配伍：肛门、大肠、乙状结肠、下焦、肺、脾、皮质下（图5-21）。

（2）耳穴杂交配伍：耳穴＋经络穴位"天枢穴"。

"天枢穴"的位置：在脐中旁开2寸处（图5-22）。

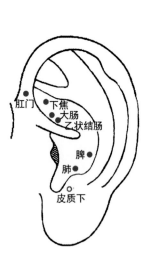

图5-21 便秘的耳压点

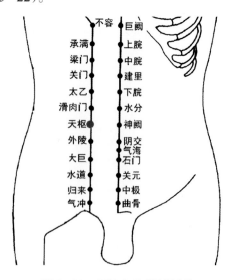

图5-22 经络穴位"天枢穴"

7. 腹泻

腹泻是一种常见症状,俗称"拉肚子",是指排便次数明显超过平日习惯的频率,粪质稀薄,水分增加,每日排便量超过200 g,或粪便中含未消化食物或脓血、黏液。

（1）耳穴多穴配伍:神门、大肠、皮质下(图5-23)。

（2）耳穴杂交配伍:耳穴＋经络穴位"石门穴"。

经络穴位"石门穴"的位置:在下腹部正中线上,当脐下2寸处(图5-24)。

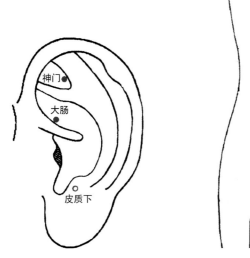

图5-23　腹泻的耳压点

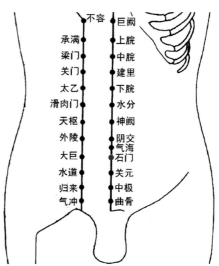

图5-24　经络穴位"石门穴"

8. 肠功能紊乱

肠功能紊乱,又称肠神经功能官能症,是以胃肠综合征为主要表现的一个总称,发生的主要诱因是精神因素,精神紧张、焦虑、生活与工作上的烦恼、烦躁等均可以引起胃肠功能的紊乱。

（1）耳穴多穴配伍:胃、肝、脾、大肠、小肠、皮质下、三焦、神门、身心穴(图5-25)。

（2）耳穴杂交配伍:耳穴＋经络穴位"太冲穴"。

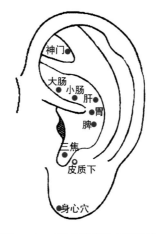

图5-25　肠功能紊乱的耳压点

经络穴位"太冲穴"的位置：在足背侧，第一跖骨间隙的后方凹陷处；压痛敏感点取穴（图5-26）。

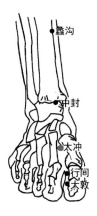

图5-26　经络穴位"太冲穴"

9. 膈肌痉挛

膈肌痉挛又称呃逆，俗称打嗝，是膈肌因受突然刺激所产生的一种不自主的间歇性收缩而致的疾病。

（1）耳穴多穴配伍：膈、胃、肝、贲门、神门、交感、皮质下、耳迷根（图5-27）。

（2）耳穴杂交配伍：耳穴＋经络穴位"攒竹穴"。

经络穴位"攒竹穴"的位置：在眉毛内侧边缘凹陷处（图5-28）。

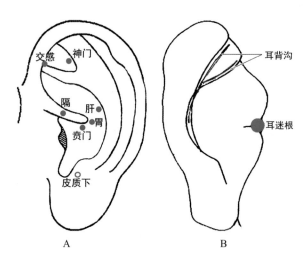

图5-27　膈肌痉挛的耳压点
A.膈肌痉挛正面耳压点，B.膈肌痉挛背面耳压点

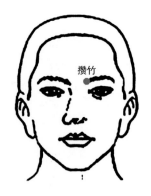

图5-28　经络穴位"攒竹穴"

10. 胆囊炎、胆石症

胆囊炎是胆囊炎症，分急性和慢性两种；胆石症是指胆管结石的疾病。

（1）耳穴多穴配伍：胰胆、肝、内分泌、交感、神门、耳迷根（图5-29）。

（2）耳穴杂交配伍：耳穴＋足穴"胆"＋经络穴位"胆囊穴"。

① 足穴"胆"的位置：在足底第四跖骨中下段（图5-30）。

② 经络穴位"胆囊穴"的位置：在小腿外侧上部，当腓骨小头前下方凹陷处，胆经阳陵泉穴直下1~2寸（图5-31）；压痛敏感点取穴。

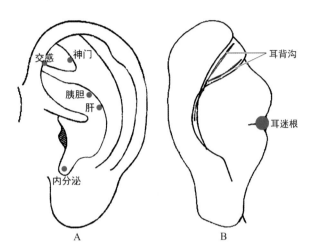

图5-29　胆囊炎、胆石症的耳压点

A.胆囊炎、胆石症正面耳压点，B.胆囊炎、胆石症背面耳压点

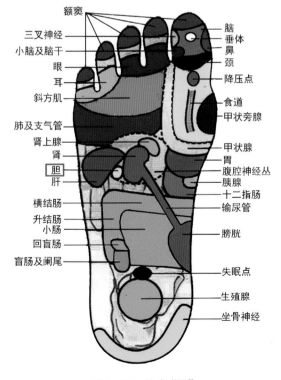

图5-30　足穴"胆"

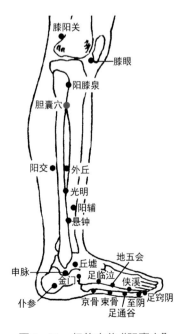

图5-31　经络穴位"胆囊穴"

11. 脂肪肝

脂肪肝是肝脂肪代谢紊乱引起的肝内脂肪堆积过多的疾病。

（1）耳穴多穴配伍：肝、胆、胃、内分泌、耳迷根（图5-32）。

（2）耳穴杂交配伍：耳穴＋足穴"肝"＋经络穴位"中都穴"。

① 足穴"肝"的位置：在足底第四、第五跖骨中下段（图5-33）。

② 经络穴位"中都穴"的位置：在内踝上七寸，胫骨内侧面的中点或胫骨后缘处（图5-34）。

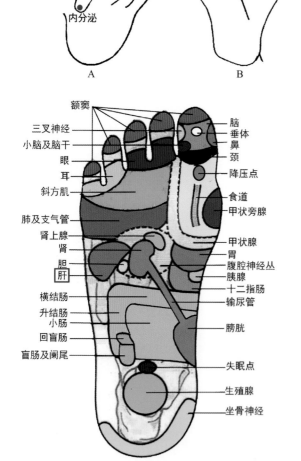

图5-32 脂肪肝的耳压点
A.脂肪肝正面耳压点，B.脂肪肝背面耳压点

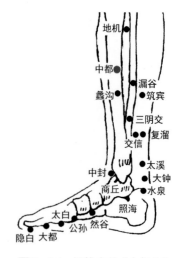

图5-33 足穴"肝"　　　图5-34 经络穴位"中都穴"

12. 肝炎

肝炎是由多种致病因素引起的肝脏的炎症反应,使肝脏的功能受到损害。

(1) 耳穴多穴配伍:脾、耳肝点、肝、胆、耳中、三焦、皮质下、内分泌、耳迷根(图5-35)。

(2) 耳穴杂交配伍:耳穴+经络穴位"阳陵泉穴"。

经络穴位"阳陵泉穴"的位置:在小腿外侧上部,腓骨小头前下方凹陷处(图5-36)。

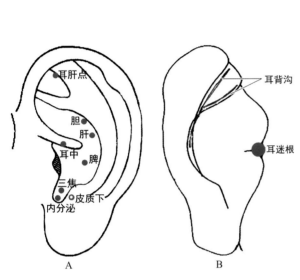

图5-35 肝炎的耳压点
A.肝炎正面耳压点,B.肝炎背面耳压点

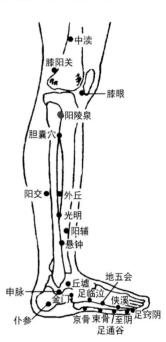

图5-36 经络穴位"阳陵泉穴"

13. 胰腺炎

胰腺炎是一种胰腺部位发生的非感染性炎症,包括急性胰腺炎和慢性胰腺炎,长期过量饮酒和胆道结石是其主要病因。

(1) 耳穴多穴配伍:交感、神门、胰、肝、内分泌(图5-37)。

(2) 耳穴杂交配伍:耳穴+足穴"胰腺"+经络穴位"地机穴"。

① 足穴"胰腺"的位置:在足底第一跖骨中下段(图5-38)。

② 经络穴位"地机穴"的位置:在阴陵泉穴下3寸(图5-39)。

14. 支气管炎

支气管炎是由感染或物理、化学刺激引起的支气管炎症,分急性、慢性两类。

(1) 耳穴多穴配伍:气管、支气管、肺、神门、肾、平喘(图5-40)。

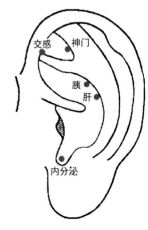

图5-37 胰腺炎的耳压点

（2）耳穴杂交配伍：耳穴＋足穴"肺""支气管"＋经络穴位"天突穴""膻中穴"。

① 足穴"肺"和"支气管"的位置：在足底第三至第五跖骨上段（图5-41）。

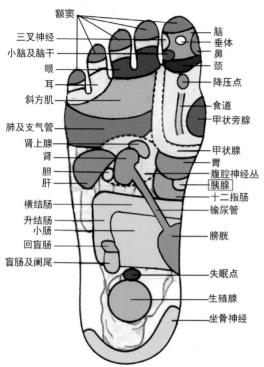

图5-38　足穴"胰腺"

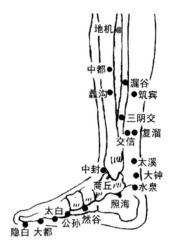

图5-39　经络穴位"地机穴"

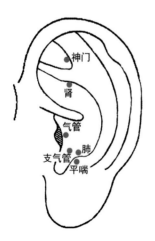

图5-40　支气管炎的耳压点

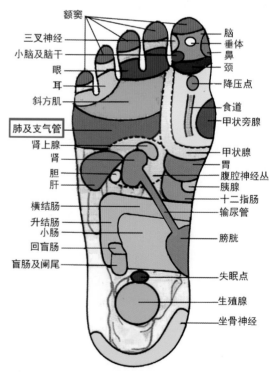

图5-41　足穴"肺"和"支气管"

② 经络穴位"天突穴"的位置：在胸骨柄上缘凹陷处（图5-42）。

经络穴位"膻中穴"的位置：在两乳之间，胸骨中线上（图5-42）。

15. 感冒

感冒是由多种病毒引起的呼吸道传染病。

（1）耳穴多穴配伍：肺、内鼻、咽喉、气管、内分泌、神门、肾（图5-43）。

（2）耳穴杂交配伍：耳穴＋经络穴位"风门穴"。

经络穴位"风门穴"的位置：位于背部，第2胸椎棘突下，旁开1.5寸（图5-44）。

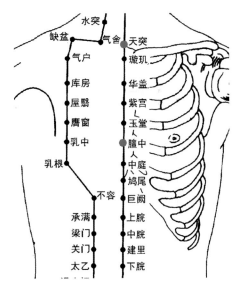

图5-42　经络穴位"天突穴"和"膻中穴"

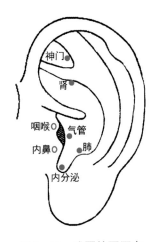

图5-43　感冒的耳压点

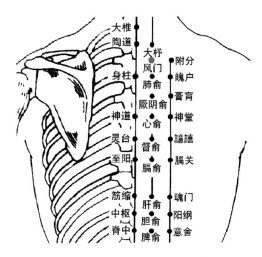

图5-44　经络穴位"风门穴"

16. 支气管哮喘

支气管哮喘是一种呼吸道过敏性疾病。

（1）耳穴多穴配伍：气管、支气管、肾上腺、风溪、内分泌、平喘、肺、神门（图5-45）。

（2）耳穴杂交配伍：耳穴＋经络穴位"华盖穴"。

经络穴位"华盖穴"的位置：在胸骨正中线，胸骨柄与胸骨体结合处（图5-46）。

17. 支气管扩张

支气管扩张是指急慢性呼吸道感染和支气管堵塞后，反复发生支气管化脓性炎症，致使支气管壁机构被破坏，管壁增厚，引起支气管异常和持久性扩张的一类异质性疾病的总称。

（1）耳穴多穴配伍：交感、支气管、过敏区、内分泌、平喘、肺、脾、胸（图5-47）。

（2）耳穴杂交配伍：耳穴＋经络穴位"孔最穴"。

经络穴位"孔最穴"的位置：在前臂掌面桡侧，尺泽与太渊连线上，腕横纹上7寸（图5-48）。

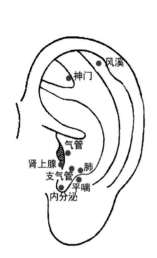

图5-45 支气管哮喘的耳压点

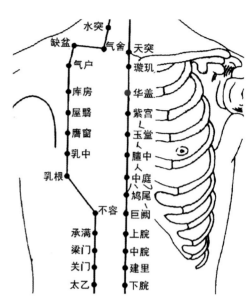

图5-46 经络穴位"华盖穴"

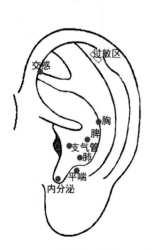

图5-47 支气管扩张的耳压点

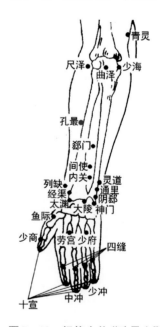

图5-48 经络穴位"孔最穴"

18. 肺炎

肺炎是指终末气道、肺泡和肺间质的炎症。可由细菌、病毒、真菌、寄生虫等致病微生物，以及放射线、吸入性异物等理化因素引起。

（1）耳穴多穴配伍：三焦、肾、肺、神门（图5-49）。

（2）耳穴杂交配伍：耳穴＋经络穴位"肺俞穴"。

经络穴位"肺俞穴"的位置：俯卧位，在第三胸椎棘突下，身柱（督脉）旁开1.5寸处取穴（图5-50）。

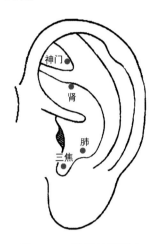

图5-49　肺炎的耳压点

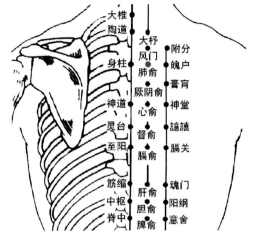

图5-50　经络穴位"肺俞穴"

19. 高血压

高血压是指动脉血压过高。成人如收缩压经常达到或超过18.6千帕（140毫米汞柱），或舒张压等于或超过12千帕（90毫米汞柱），可诊断为高血压。

（1）耳穴多穴配伍：耳背沟、心脏点、肝、交感、降压点、皮质下（图5-51）。

（2）耳穴杂交配伍：耳穴＋足穴"降压

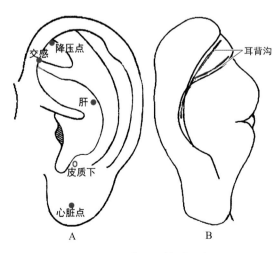

图5-51　高血压的耳压点

A.高血压正面耳压点，B.高血压背面耳压点

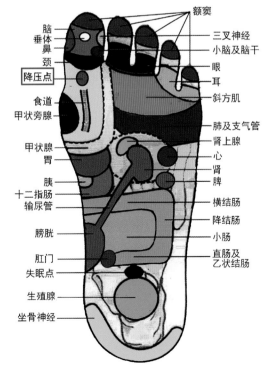

图5-52　足穴"降压点"

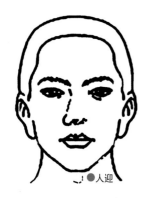

图 5-53 经络穴位"人迎穴"

点"＋经络穴位"人迎穴"。

① 足穴"降压点"的位置：在足大指腹根部横纹中间（图 5-52）。

② 经络穴位"人迎穴"的位置：位于颈部，喉结旁，当胸锁乳突肌的前缘，颈总动脉搏动处（图 5-53）。

20. 低血压

动脉收缩压在 12 千帕（90 毫米汞柱）以下，舒张压在 6 千帕（45 毫米汞柱）或更低时，称为低血压。

（1）耳穴多穴配伍：心脏点、肾上腺、升压点、皮质下、下耳根（图 5-54）。

（2）耳穴杂交配伍：耳穴＋经络穴位"人中穴"。

经络穴位"人中穴"的位置：在人中沟中上三分之一交界处（图 5-55）。

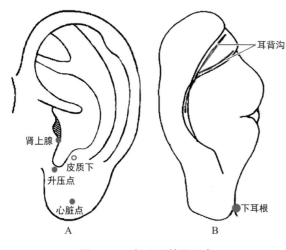

图 5-54 低血压的耳压点
A. 低血压正面耳压点，B. 低血压背面耳压点

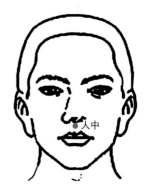

图 5-55 经络穴位"人中穴"

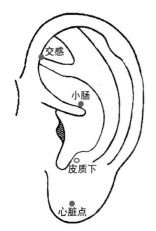

图 5-56 冠心病的耳压点

21. 冠心病

冠心病是冠状动脉粥样硬化性心脏病的简称。冠状动脉是供应心肌血液的血管，容易发生动脉粥样硬化。在发生硬化的过程中，动脉的管壁逐渐增厚变硬，管腔愈来愈小，有的分支可能闭塞，导致心肌血液供应的减少，严重时会引起阻塞。

（1）耳穴多穴配伍：心脏点、小肠、皮质下、交感（图 5-56）。

（2）耳穴杂交配伍：耳穴＋经络穴位"内关穴"。

经络穴位"内关穴"的位置：在手掌侧，腕横纹中点上 2 寸，两筋之间（图 5-20）。

22. 心律不齐

心律不齐是由于心脏病变导致心脏跳动快慢不一。而心律不齐的患者常有心悸、胸闷、心前区不适等症状。

（1）耳穴多穴配伍：心脏点、小肠、皮质下、交感、神门（图5-57）。

（2）耳穴杂交配伍：耳穴＋经络穴位"郄门穴"。

经络穴位"郄门穴"的位置：在手掌侧，腕横纹中点上5寸，两筋之间（图5-58）。

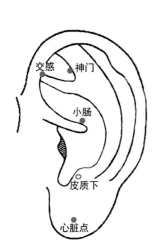

图5-57　心律不齐的耳压点

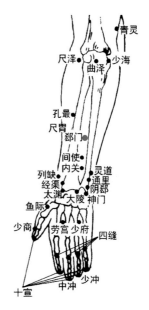

图5-58　经络穴位"郄门穴"

23. 心动过速

心动过速指心率超过100次/分，有些患者可无任何症状，大部分患者会出现心悸、胸闷、憋气、乏力、头晕等症状，合并器质性心脏病的患者可发生晕厥、心绞痛或肺水肿等。

（1）耳穴多穴配伍：心脏点、小肠、皮质下、交感、神门、降率点、胸（图5-59）。

（2）耳穴杂交配伍：耳穴＋经络穴位"少海穴"。

经络穴位"少海穴"的位置：屈肘，横纹内侧端与肱骨内上髁连线的中点处（图5-60）。

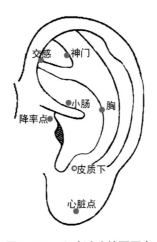

图5-59　心动过速的耳压点

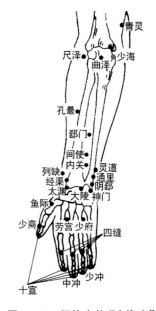

图5-60　经络穴位"少海穴"

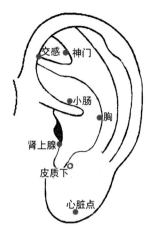

图5-61 心动过缓的耳压点

24. 心动过缓

心动过缓是指心率低于60次/分。心动过缓常见于健康的青年人、运动员与睡眠状态，无症状的窦性心动过缓通常无需治疗。但是合并有胸痛、眩晕、晕厥及气短则提示为急症。

（1）耳穴多穴配伍：皮质下、交感、神门、肾上腺、小肠、胸（图5-61）。

（2）耳穴杂交配伍：耳穴＋经络穴位"内关穴"。

经络穴位"内关穴"的位置：在手掌侧，腕横纹中点上2寸，两筋之间（图5-20）。

25. 记忆力下降

记忆力下降是指各种原因（衰老、疾病、精神压力、睡眠障碍等）导致的记忆力低于正常水平。

（1）耳穴多穴配伍：心脏点、肾、皮质下、交感、神门、脑、脑干（图5-62）。

（2）耳穴杂交配伍：耳穴＋足穴"小脑及脑干"＋经络穴位"关元穴"和"气海穴"。

① 足穴"小脑及脑干"的位置：在足大指腹远节趾骨中间内侧（图5-63）。

② 经络穴位"关元穴"的位置：仰卧位。在下腹部，前正中线上脐下3寸（图5-64）。

③ 经络穴位"气海穴"的位置：仰卧位。在下腹部，前正中线上脐中下1.5寸（图5-64）。

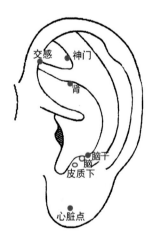

图5-62 记忆力下降的耳压点

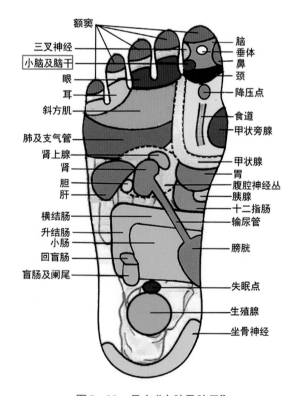

图5-63 足穴"小脑及脑干"

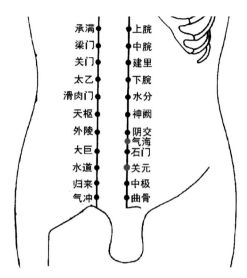

图5-64　经络穴位"关元穴"和"气海穴"

26. 头痛

眉毛和发际以上颅部的疼痛称为头痛,主要是神经、血管和脑膜受到某些因素的影响而引起。

(1) 耳穴多穴配伍(图5-65)。

① 前头痛:额、神门、皮质下。

② 偏头痛:颞、神门、皮质下。

③ 后头痛:枕、神门、皮质下。

④ 头顶痛:顶、神门、皮质下。

(2) 耳穴杂交配伍:耳穴+经络穴位"前谷穴"和"太阳穴"。

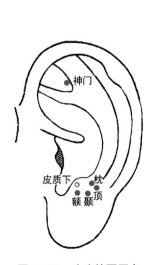

图5-65　头痛的耳压点

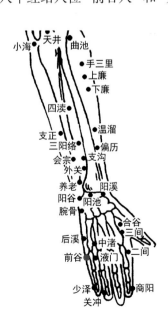

图5-66　经络穴位"前谷穴"

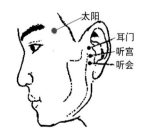

图5-67　经络穴位"太阳穴"

① 经络穴位"前谷穴"的位置：位于人体的手掌尺侧，微握拳，小指本节（第5指掌关节）前的掌指横纹头赤白肉际（图5-66）。

② 经络穴位"太阳穴"的位置：在眉梢与眼外眦之间向后1寸凹陷处（图5-67）。

27. 失眠

失眠是以经常不易入睡或睡眠浅而易醒为主要特征的一种病症。

（1）耳穴多穴配伍：皮质下、神经衰弱区、神门、肾、肝、垂前（图5-68）。

（2）耳穴杂交配伍：耳穴＋经络穴位"完骨穴"和"三间穴"。

① 经络穴位"完骨穴"的位置：耳垂后面，"乳突"骨下方后缘凹陷中（图5-69）。

② 经络穴位"三间穴"的位置：微握拳，在食指桡侧，第二掌骨上方取穴（图5-70）。

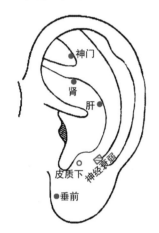

图5-68 失眠的耳压点

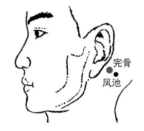

图5-69 经络穴位"完骨穴"

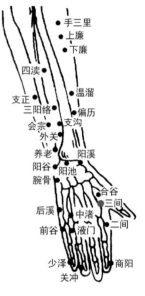

图5-70 经络穴位"三间穴"

28. 多梦

多梦是人完成睡眠过程后，感觉乱梦纷纭并伴有头晕疲倦的一种状态。

（1）耳穴多穴配伍：皮质下、神经衰弱区、神门、耳尖、心脏点、垂前、多梦区（图5-71）。

心肾不交引起多梦，配穴：肾。

心脾两虚引起多梦，配穴：脾。

肝气郁滞引起多梦，配穴：肝。

心虚胆战引起多梦，配穴：胆。

（2）耳穴杂交配伍：耳穴＋经络穴位"神门穴"。

经络穴位"神门穴"的位置：手掌侧腕横纹尺侧端，尺侧腕屈肌腱的桡侧凹陷处（图5-72）。

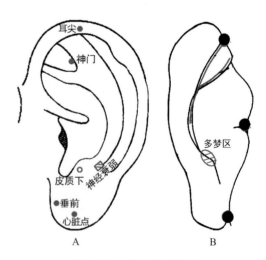

图5-71 多梦的耳压点

A.多梦正面耳压点，B.多梦背面耳压点

29. 神经衰弱

神经衰弱是一种常见的神经病症,患者经常感到脑力和体力不足,容易疲劳,工作效率低下。常有头痛、躯体不适和睡眠障碍,但无器质性病变。

(1)耳穴多穴配伍:皮质下、内分泌、神经衰弱区、神门、肝、胆、心脏点、奇点(图5-73)。

(2)耳穴杂交配伍:耳穴+经络穴位"安眠穴"。

经络穴位"安眠穴"的位置:位于项部,翳风穴和风池穴连线的中点(图5-74)。

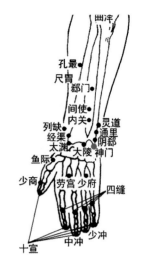

图5-72　经络穴位"神门穴"

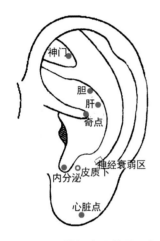

图5-73　神经衰弱的耳压点

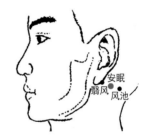

图5-74　经络穴位"安眠穴"

30. 抑郁症

抑郁症主要表现为情绪低落,兴趣减低,悲观,思维迟缓,缺乏主动性,自责自罪,饮食、睡眠差,担心自己患有各种疾病,感到全身多处不适,严重者会有自杀念头甚至自杀行为。

(1)耳穴多穴配伍:皮质下、枕、神门、耳尖、垂前、身心穴、肝(图5-75)。

(2)耳穴杂交配伍:耳穴+经络穴位"太冲穴"。

经络穴位"太冲穴"的位置:位于足背侧,第一、第二跖骨结合部之前凹陷处(图5-76)。

31. 面肌痉挛

面肌痉挛是以一侧面肌抽搐样收缩为特点。首发症状常从下睑眼轮匝肌的轻微颤搐开始,逐渐向上扩展至全部眼轮匝肌,进而向下半部面肌扩展,尤以口角抽搐较多。

(1)耳穴多穴配伍:皮质下、颞颌关节、神门、肝、胆、奇点、脾、脑干、三焦、面颊(图5-77)。

(2)耳穴杂交配伍:耳穴+经络穴位"翳风穴"和"风池穴"。

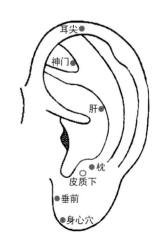

图5-75　抑郁症的耳压点

经络穴位"翳风穴"的位置：在耳垂后耳根部，颞骨乳突与下颌骨下颌支后缘间凹陷处（图5-78）。

经络穴位"风池穴"的位置：位于后颈部，后头骨下，两条大筋外缘陷窝中，基本与耳垂平齐（图5-78）。

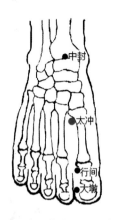

图5-76　经络穴位"太冲穴"

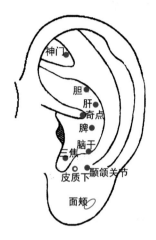

图5-77　面肌痉挛的耳压点

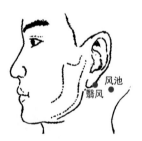

图5-78　经络穴位"翳风穴"和"风池穴"

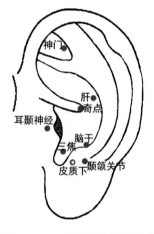

图5-79　三叉神经痛的耳压点

32. 三叉神经痛

三叉神经痛是位于三叉神经分布区域内的一种剧烈阵发性疼痛疾病。

（1）耳穴多穴配伍：皮质下、三焦、脑干、神门、肝、颞颌关节、奇点、耳颞神经（图5-79）。

（2）耳穴杂交配伍：耳穴＋经络穴位"翳风穴"和"风池穴"（图5-78）。

33. 糖尿病

糖尿病是一种以高血糖为主要标志的代谢性疾病。

（1）耳穴多穴配伍：胰胆、耳中、垂体、内分泌、糖尿病点、耳迷根（图5-80）。

（2）耳穴杂交配伍：耳穴＋经络穴位"地机穴"＋经络穴位"承浆穴"＋足穴"胰"。

① 经络穴位"地机穴"的位置：地机穴位于人体的小腿内侧，在内踝尖与阴陵泉穴的连线上，阴陵泉穴下3寸（图5-81）。

② 糖尿病患者嘴干可加用经络穴位"承浆穴"。

经络穴位"承浆穴"的位置：在下唇缘下正中凹陷处（图5-82）。

③ 足穴"胰"的位置：在足底第一趾骨下段（图5-83）。

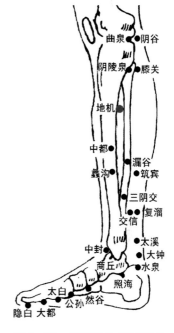

图5-81　经络穴位"地机穴"

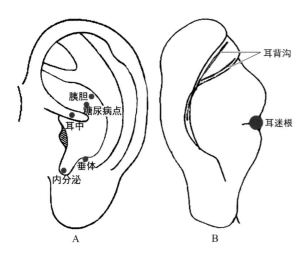

图5-80　糖尿病的耳压点

A.糖尿病正面耳压点，B.糖尿病背面耳压点

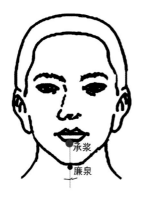

图5-82　经络穴位"承浆穴"

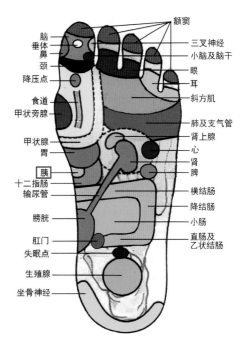

图5-83　足穴"胰"

34. 低血糖

低血糖定义为空腹血糖值低于3.0 mmoL/L。低血糖反应可有手抖、心慌、出汗、头晕等。

（1）耳穴多穴配伍：皮质下、交感、垂体、胰、糖尿病点、十二指肠、丘脑、内分泌（图5-84）。

（2）耳穴杂交配伍：耳穴＋经络穴位"足三里穴"。

经络穴位"足三里穴"的位置：外膝眼下3寸，胫骨外侧1寸许（图5-12）。

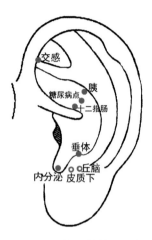

图5-84　低血糖的耳压点

35. 甲状腺结节

甲状腺结节是指在甲状腺内的肿块，可随吞咽动作而上下移动。

（1）耳穴多穴配伍：肾、肝、甲状腺、内分泌、垂体、丘脑、三焦（图5-85）。

（2）耳穴杂交配伍：耳穴＋经络穴位"臑会穴"。

经络穴位"臑会穴"的位置：手臂外侧，肘尖与肩髎连线上，肩髎穴下3寸，三角肌后下缘（图5-86）。

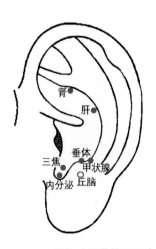

图5-85　甲状腺结节的耳压点

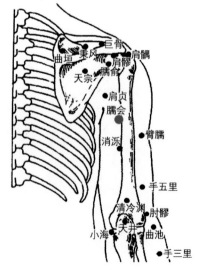

图5-86　经络穴位"臑会穴"

36. 甲状腺功能亢进

甲状腺功能亢进简称甲亢,是一种甲状腺素分泌过多的内分泌疾病。

(1) 耳穴多穴配伍:甲状腺、内分泌、垂体、皮质下(图5-87)。

(2) 耳穴杂交配伍:耳穴 + 足穴"甲状腺"。

足穴"甲状腺"的位置:在足底第一趾关节由横段和纵段组成(图5-88)。

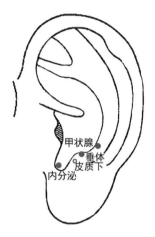

图5-87 甲状腺机能亢进的耳压点

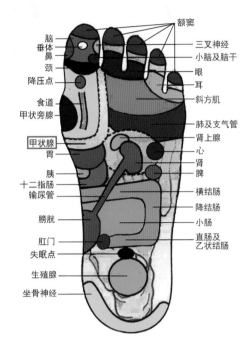

图5-88 足穴"甲状腺"

37. 肾炎综合征

肾炎综合征是指血尿、蛋白尿、高血压、水肿为表现的一组综合征,有时出现肌酐升高、少尿等,常见于急性肾小球肾炎、急进型肾小球肾炎等。

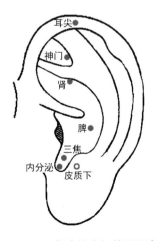

图5-89 肾炎综合征的耳压点

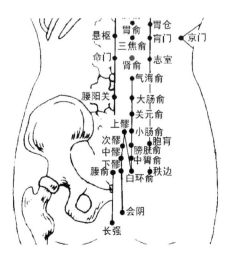

图5-90 经络穴位"肾俞穴"

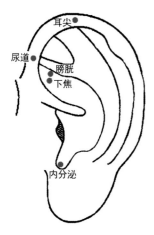

图5-91 膀胱炎的耳压点

（1）耳穴多穴配伍：耳尖、内分泌、神门、肾、脾、三焦、皮质下（图5-89）。

（2）耳穴杂交配伍：耳穴＋经络穴位"肾俞穴"。

经络穴位"肾俞穴"的位置：在第二腰椎棘突旁开1.5寸处（图5-90）。

38. 膀胱炎

膀胱炎是泌尿系统最常见的疾病。临床上最常见的症状是尿频、尿急、尿痛，部分患者可能会出现血尿，严重者会有浑浊的脓尿。

（1）耳穴多穴配伍：耳尖、内分泌、尿道、膀胱、下焦（图5-91）。

（2）耳穴杂交配伍：耳穴＋足穴"膀胱"＋经络穴位"膀胱俞穴"。

① 足穴"膀胱"的位置：在足底第五跖骨粗隆下方（图5-92）。

② 经络穴位"膀胱俞穴"的位置：位于骶正中嵴（第二骶椎棘突下）旁开1.5寸（图5-93）。

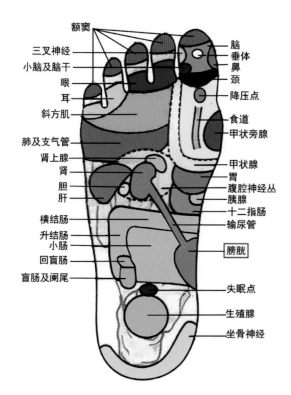

图5-92 足穴"膀胱"

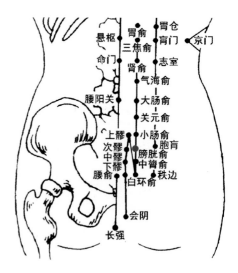

图5-93 经络穴位"膀胱俞穴"

39. 尿潴留

尿潴留指膀胱内有大量尿液而不能排出。

（1）耳穴多穴配伍：内尿道（前列腺）、膀胱、尿道、肾、下焦（图5-94）。

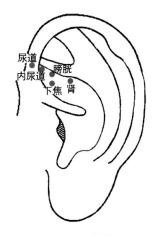

图5-94　尿潴留的耳压点

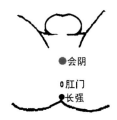

图5-95　经络穴位"会阴穴"

（2）耳穴杂交配伍：耳穴＋经络穴位"会阴穴"。

经络穴位"会阴穴"的位置：在阴囊与肛门之间（图5-95）。

40. 尿频

尿频是由多种原因引起的小便次数增多，但无疼痛，又称小便频数。

（1）耳穴多穴配伍：内尿道（前列腺）、膀胱、尿道、肾、耳尖、神门、皮质下、垂体（图5-96）。

（2）耳穴杂交配伍：耳穴＋经络穴位"中极穴"。

经络穴位"中极穴"的位置：体前正中线，脐下4寸（图5-97）。

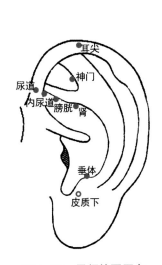

图5-96　尿频的耳压点

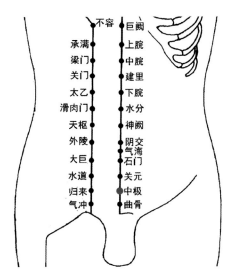

图5-97　经络穴位"中极穴"

二、外科病症

1. 退行性脊柱炎

退行性脊柱炎又称肥大性脊柱炎、增生性脊柱炎、老年性脊柱炎、脊椎骨关节炎等，是指椎间盘退变狭窄，椎体边缘退变增生及小关节因退变而形成的骨关节病变。

（1）耳穴多穴配伍：神门、骶椎、腰椎、肾、胸椎、颈椎（图5-98）。

（2）耳穴杂交配伍：耳穴＋经络穴位"经渠穴"。

经络穴位"经渠穴"的位置：位于桡骨茎突内侧，腕横纹上1寸，桡动脉桡侧凹陷中（图5-99）。

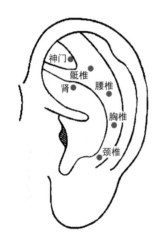

图5-98 退行性脊柱炎的耳压点

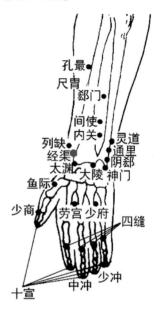

图5-99 经络穴位"经渠穴"

2. 急性腰扭伤

急性腰扭伤是由于关节活动突然超过其正常范围，腰部软组织受到损伤而形成。

（1）耳穴多穴配伍：腰椎、腹、神门、肝（图5-100）。

（2）耳穴杂交配伍：耳穴＋足穴"腰椎"＋经络穴位"委中穴"。

① 足穴"腰椎"的位置：在足内侧，第一楔骨到舟骨粗隆上（图5-101）。

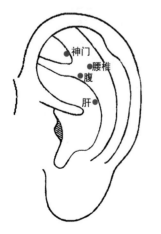

图5-100 急性腰扭伤的耳压点

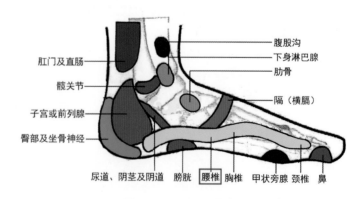

图5-101 足穴"腰椎"

② 经络穴位"委中穴"的位置：在腘窝横纹正中（图5-102）。

3. 落枕

落枕是一侧颈项部肌肉扭伤、挫伤或因睡眠时体位不适等引起的肌肉疼痛、活动常受限。

（1）耳穴多穴配伍：颈、颈椎、神门（图5-103）。

（2）耳穴杂交配伍：耳穴＋经络穴位"后溪穴"。

经络穴位"后溪穴"的位置：微握拳，第五指掌关节后尺侧的远侧掌横纹头赤白肉际（图5-104）。

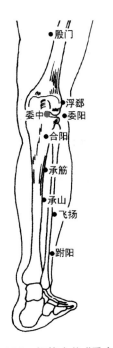

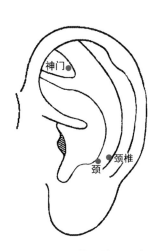

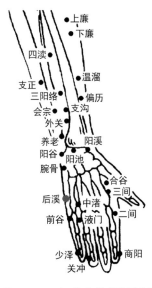

图5-102 经络穴位"委中穴" 　　图5-103 落枕的耳压点 　　图5-104 经络穴位"后溪穴"

4. 肩关节周围炎

肩关节周围炎是肩关节周围的软组织炎症，简称肩周炎，俗称漏肩风、五十肩。

（1）耳穴多穴配伍：锁骨、肩关节、肩、神门、肝、内分泌（图5-105）。

（2）耳穴杂交配伍：耳穴＋足穴"肩"＋经络穴位"清冷渊穴"。

① 足穴"肩"的位置：在足外侧，第五掌趾关节前方凹陷中（图5-106）。

② 经络穴位"清冷渊穴"的位置：在臂外侧，屈肘时，肘尖直上2寸，即天井上1寸（图5-107）。

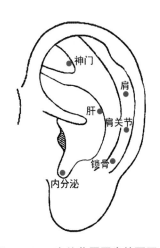

图5-105 肩关节周围炎的耳压点

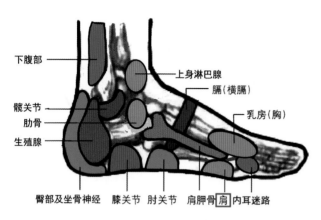

图5-106 足穴"肩"

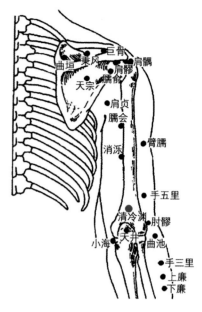

图5-107 经络穴位"清冷渊穴"

5. 坐骨神经痛

坐骨神经痛是指坐骨神经分布区域内（即臀部、大腿后侧、小腿后外侧和脚的外侧面）的疼痛病症。

（1）耳穴多穴配伍：坐骨神经、神门、肝、髋关节（图5-108）。

（2）耳穴杂交配伍：耳穴＋经络穴位"风市穴"。

经络穴位"风市穴"的位置：在大腿外侧，直立，两手自然下垂，中指尖所到之处（图5-109）。

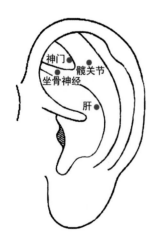

图5-108 坐骨神经痛的耳压点

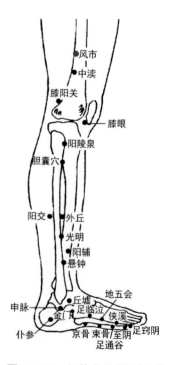

图5-109 经络穴位"风市穴"

6. 颈椎综合征

颈椎综合征指由于颈椎结构上的改变而引发的综合性病症。

（1）耳穴多穴配伍：颈椎、神门、肾、内分泌（图5-110）。

（2）耳穴杂交配伍：耳穴＋足穴"颈椎"＋经络穴位"束骨穴"。

① 足穴"颈椎"的位置：在足内侧，大足趾第一趾骨体内侧（图5-111）。

② 经络穴位"束骨穴"的位置：在足外侧，足小趾本节的后方，赤白肉际（图5-112）。

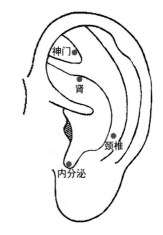

图5-110 颈椎综合征的耳压点

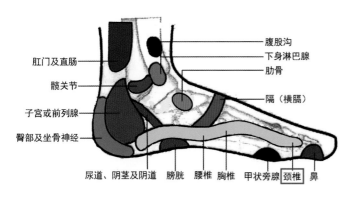

图5-111 足穴"颈椎"

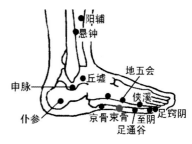

图5-112 经络穴位"束骨穴"

7. 腰肌劳损

腰肌劳损是指腰骶部肌肉、韧带、筋膜等软组慢性损伤。

（1）耳穴多穴配伍：腰椎、神门、肝、脾（图5-113）。

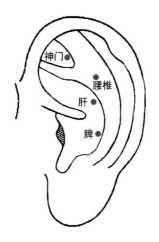

图5-113 腰肌劳损的耳压点

（2）耳穴杂交配伍：耳穴＋足穴"腰椎"＋经络穴位"肾俞穴"。

① 足穴"腰椎"的位置：在足内侧，第一楔骨到舟骨粗隆上（图5-101）。

② 经络穴位"肾俞穴"的位置：在第二腰椎棘突下旁开1.5寸（图5-90）。

8. 膝部骨关节炎

骨关节炎是缓慢发展的退行性的关节疾病。骨关节炎好发于膝关节、髋关节、腰、颈部，其中膝关节发生率最高。在人体中，膝关节是主要的承重部位，也是活动最频繁的关节之一，而血液供应及循环较差，因此常发生骨关节炎，主要症状是疼痛和活动受限。

（1）耳穴多穴配伍：膝关节、神门、肾、内分泌（图5-114）。

（2）耳穴杂交配伍：耳穴＋足穴"膝"＋经络穴位"大杼穴"。

① 足穴"膝"的位置：在足外侧，足跟前端（图5-115）。

② 经络穴位"大杼穴"的位置：大杼穴在背部当第一胸椎脊突下，旁开1.5寸（图5-116）。

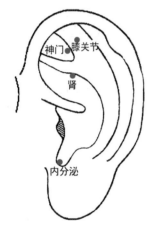

图5-114　膝部骨关节炎的耳压点

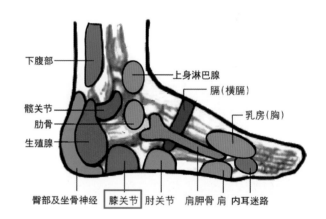

图5-115　足穴"膝"

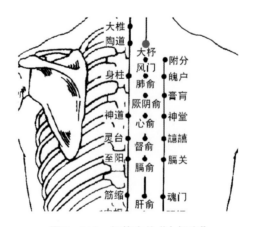

图5-116　经络穴位"大杼穴"

9. 肱骨外上髁炎

肱骨外上髁炎又称网球肘,是肱骨外上髁及其附近疼痛的综合征候群。

（1）耳穴多穴配伍:肘、神门（图5-117）。

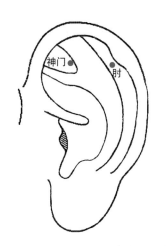

图5-117　肱骨外上髁炎的耳压点

（2）耳穴杂交配伍:耳穴＋足穴"肘"＋经络穴位"手三里穴"。

① 足穴"肘"的位置:在足外侧弓上足外侧中点（图5-118）。

② 经络穴位"手三里穴"的位置:在曲池穴下2寸（图5-119）。

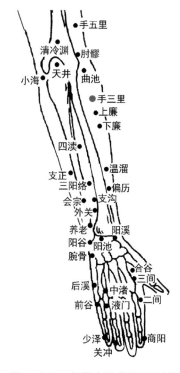

图5-119　经络穴位"手三里穴"

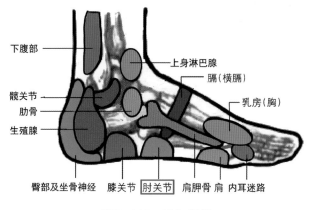

图5-118　足穴"肘"

10. 足跟痛

足跟痛是中老年人常见症状之一。发病原因多与足跟骨刺、跗骨窦内软组织劳损有关。中医认为还与肾亏相关。

（1）耳穴多穴配伍:跟、神门、肾、肝（图5-120）。

（2）耳穴杂交配伍:耳穴＋经络穴位"大陵穴"＋手穴"阿是穴"。

① 经络穴位"大陵穴"的位置:在腕掌横纹的中点处,掌长肌腱与桡侧腕屈肌腱之间（图5-121）。

② 手穴"阿是穴"的位置:在双手手掌腕横纹中点前1寸许,找到压痛敏感点（图5-121）。

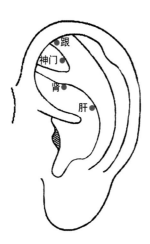

图5-120 足跟痛的耳压点

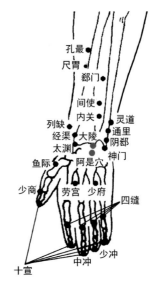

图5-121 经络穴位"大陵穴"和"阿是穴"

11. 前列腺增生

前列腺增生是指男性前列腺腺体增大,并阻塞尿道前列腺部及膀胱颈的病症。

(1)耳穴多穴配伍:前列腺、尿道、下焦、肝、神门、内分泌、肾(图5-122)。

(2)耳穴杂交配伍:耳穴+足穴"前列腺"+经络穴位"会阴穴"。

① 足穴"前列腺"的位置:在足跟内侧(图5-123)。

② 经络穴位"会阴穴"的位置:在阴囊与肛门之间(图5-95)。

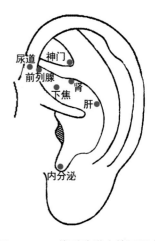

图5-122 前列腺增生的耳压点

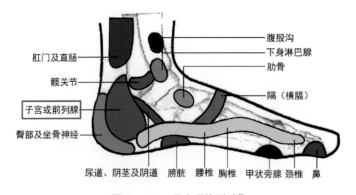

图5-123 足穴"前列腺"

12. 睾丸炎

睾丸炎是一种比较常见的男性疾病,常伴有睾丸肿胀和疼痛感。

(1)耳穴多穴配伍:前列腺、外生殖器、内生殖器、肝、睾丸、内分泌、肾(图5-124)。

(2)耳穴杂交配伍:耳穴＋经络穴位"胞肓穴"。

经络穴位"胞肓穴"的位置:在臀部,平第二骶后孔,骶正中嵴旁开3寸(图5-125)。

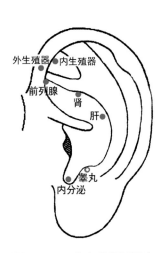

图5-124　睾丸炎的耳压点

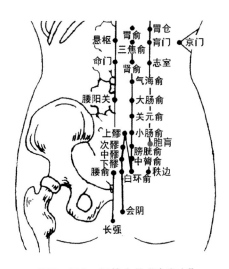

图5-125　经络穴位"胞肓穴"

13. 腓肠肌痉挛

腓肠肌痉挛俗称小腿抽筋,发病原因多与寒冷刺激或缺钙有关。

(1)耳穴多穴配伍:膝、神门、肝(图5-126)。

(2)耳穴杂交配伍:耳穴＋经络穴位"承山穴"。

经络穴位"承山穴"的位置:在小腿后面正中,委中穴与昆仑穴之间,当伸直小腿或足跟上提时,腓肠肌肌腹下出现尖角凹陷处(图5-127)。

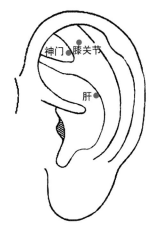

图5-126　腓肠肌痉挛的耳压点

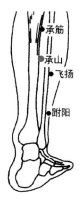

图5-127　经络穴位"承山穴"

14. 下肢静脉曲张

下肢静脉曲张是指由各种原因引起的静脉功能不全,导致静脉血瘀、静脉膨出、扭曲、扩张和伸长等一系列症状。

(1) 耳穴多穴配伍:交感、膝、踝、肝、皮质下、心脏点、枕小神经(图5-128)。

(2) 耳穴杂交配伍:耳穴+经络穴位"解溪穴"。

经络穴位"解溪穴"的位置:在足背与小腿交界处的横纹中央凹陷中,足背横纹中央凹陷处,当拇长伸肌腱与趾长伸肌腱之间(图5-129)。

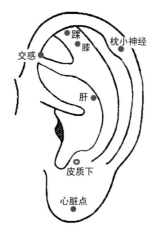

图5-128 下肢静脉曲张的耳压点

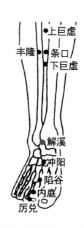

图5-129 经络穴位"解溪穴"

15. 痛风

痛风是由单钠尿酸盐结晶沉积在关节滑膜、滑囊、软骨及其他组织中引起的反复发作性炎性疾病,与嘌呤代谢紊乱和尿酸产生过多或因尿酸排泄不良而致血中尿酸升高直接相关。

(1) 耳穴多穴配伍:耳尖、肾、小肠、肝、皮质下、三焦、内分泌、脾、耳廓凸起部位(如耳轮、耳轮脚、对耳轮、对耳轮上脚及对耳轮下脚)上的质软肿块(图5-130)。

(2) 耳穴杂交配伍:耳穴+足穴"肾"+经络穴位"金门穴"。

① 足穴"肾"的位置:在足跟内侧(图5-131)。

② 经络穴位"金门穴"的位置:在外踝前缘直下,骰骨下缘处(图5-132)。

16. 类风湿关节炎

类风湿关节炎是一种病因未明的,以炎性滑膜炎为主的,慢性全身性炎症性风湿免疫性疾病,表现为外周关节的非特异性炎症,可以导致关节畸形及功能丧失。

(1) 耳穴多穴配伍:耳尖、过敏区、神门、肾、枕小神经、肝、皮

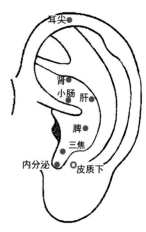

图5-130 痛风的耳压点

质下、三焦、内分泌、脾、病变关节的部位穴（图5-133）。

（2）耳穴杂交配伍：耳穴+经络穴位"大椎穴"。

经络穴位"大椎穴"的位置：第七颈椎棘突下凹陷中（图5-134）。

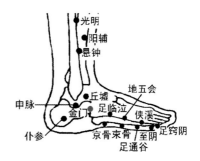

图5-132　经络穴位"金门穴"

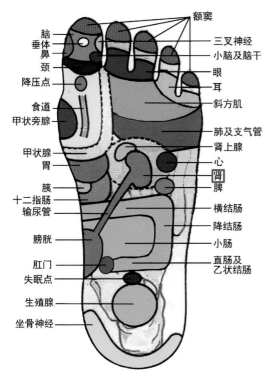

图5-131　足穴"肾"

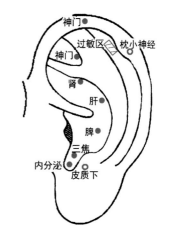

图5-133　类风湿关节炎的耳压点

17. 阑尾炎

阑尾炎是由多种因素形成的阑尾炎性病变，是普外科临床常见病和多发病，按照病程分为急性阑尾炎和慢性阑尾炎。急性阑尾炎一般较慢性阑尾炎多见，一般以青年男性好发，男性发病比例高于女性。

（1）耳穴多穴配伍：神门、胰、阑尾、肝、脾、肺（图5-135）。

（2）耳穴杂交配伍：耳穴+经络穴位"阑尾穴"。

经络穴位"阑尾穴"的位置：足三里穴直下2寸。膝膑以下约5寸，胫骨前嵴外侧一横指处（图5-136）。

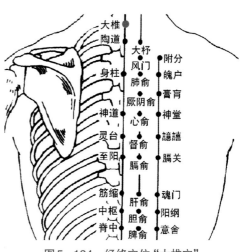

图5-134　经络穴位"大椎穴"

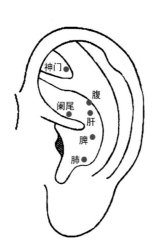

图5-135　阑尾炎的耳压点

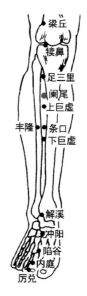

图5-136　经络穴位"阑尾穴"

18. 痔疮

痔是位于肛门直肠部的痔静脉丛发生扩张所引起的。痔有内痔、外痔和混合痔三种。

（1）耳穴多穴配伍：痔疮点、肛门、直肠、大肠、脾、肾上腺（图5-137）。

（2）耳穴杂交配伍：耳穴＋经络穴位"长强穴"。

经络穴位"长强穴"的位置：在尾骨端下5分处（图5-138）。

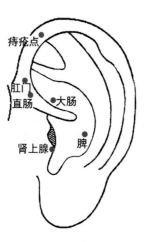

图5-137　痔疮的耳压点

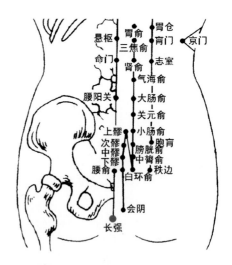

图5-138　经络穴位"长强穴"

19. 脱肛

脱肛或称直肠脱垂，指肛管直肠外翻而脱垂于肛门外。常有下坠感，与便秘、慢性腹泻、咳嗽、肠套叠等疾病有关。

（1）耳穴多穴配伍：痔疮点、肛门、直肠、大肠、脾、胃（图5-139）。

（2）耳穴杂交配伍：耳穴＋经络穴位"环门穴"。

经络穴位"环门穴"（经外奇穴名）的位置：在肛门中央两侧的赤白肉际分界处，相当于3点、9点部位，左右计2穴（图5-140）。

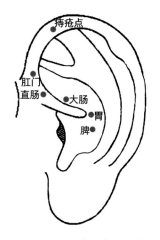

图5-139 脱肛的耳压点

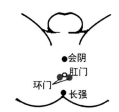

图5-140 经络穴位"环门穴"

三、皮肤科病症

1. 皮肤瘙痒症

皮肤瘙痒症是一种皮肤有痒感而无原发性损伤的皮肤病，是一种神经功能障碍性的皮肤病。

（1）耳穴多穴配伍：内分泌、肺、神门、耳尖、风溪（图5-141）。

（2）耳穴杂交配伍：耳穴＋经络穴位"鸠尾穴"。

经络穴位"鸠尾穴"的位置：位于脐上7寸，剑突下半寸（图5-142）。

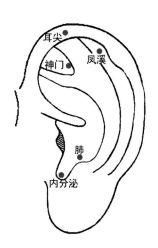

图5-141 皮肤瘙痒症的耳压点

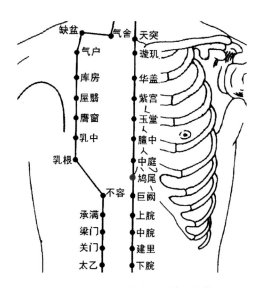

图5-142 经络穴位"鸠尾穴"

2. 痤疮

痤疮俗称粉刺,为多种原因引起的毛囊周围皮肤炎症。

(1)耳穴多穴配伍:面颊、内分泌、肾上腺、耳尖、肺、大肠、肝(图5-143)。

(2)耳穴杂交配伍:耳穴+经络穴位"合谷穴"。

经络穴位"合谷穴"的位置:在手背第一、第二掌骨结合部与虎口边缘连线的中点,稍偏食指侧(图5-144)。

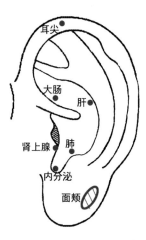

图5-143 痤疮的耳压点

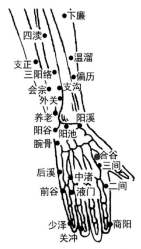

图5-144 经络穴位"合谷穴"

3. 酒糟鼻

酒糟鼻是有害因子作用于鼻部,以致患部血管舒缩,神经失调,毛细血管长期扩张而形成。

(1)耳穴多穴配伍:外鼻、内鼻、肺、内分泌、神门、脾(图5-145)。

(2)耳穴杂交配伍:耳穴+经络穴位"素髎穴"。

经络穴位"素髎穴"的位置:在素髎穴在人体的面部,鼻尖的正中央(图5-146)。

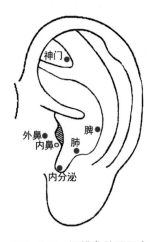

图5-145 酒糟鼻的耳压点

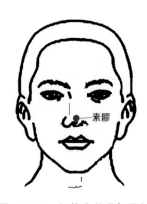

图5-146 经络穴位"素髎穴"

4. 带状疱疹

带状疱疹是由带状疱疹病毒引起的一种疱疹性皮肤病。

（1）耳穴多穴配伍：肺、内分泌、肾上腺、神门、耳尖、凤溪、肝（图5-147）。

（2）耳穴杂交配伍：耳穴＋经络穴位"足三里穴"。

经络穴位"足三里穴"的位置：外膝眼下3寸，胫骨外侧1寸许（图5-12）。

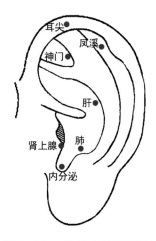

图5-147　带状疱疹的耳压点

5. 荨麻疹

荨麻疹俗称风疹块，是一种常见的皮肤病。发病原因主要是过敏反应。

（1）耳穴多穴配伍：凤溪、肾上腺、内分泌、肺、耳尖（图5-148）。

（2）耳穴杂交配伍：耳穴＋经络穴位"曲池穴"。

经络穴位"曲池穴"的位置：屈肘成90度，肘横纹尽头外5分处，向桡骨方向压下去，有酸胀感之处（图5-149）。

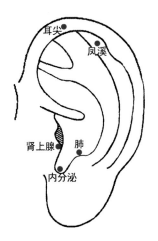

图5-148　荨麻疹的耳压点

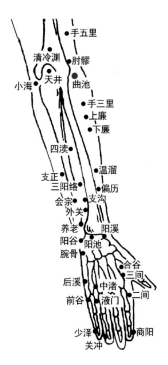

图5-149　经络穴位"曲池穴"

6. 红斑狼疮

红斑狼疮是一种涉及许多系统和脏器的自身免疫性疾病,由于细胞和体液免疫功能障碍,产生多种自身抗体.可累及皮肤,浆膜、关节、肾及中枢神经系统等。

（1）耳穴多穴配伍：过敏区、肾上腺、内分泌、肺、耳尖、交感、肾、肝、脾、三焦（图5-150）。

（2）耳穴杂交配伍：耳穴＋经络穴位"巨阙穴"和"关元穴"。

经络穴位"巨阙穴"的位置：在上腹部,前正中线上,脐上6寸（图5-151）。

经络穴位"关元穴"的位置：在下腹部,前正中线上,脐下3寸（图5-151）。

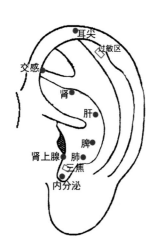

图5-150 红斑狼疮的耳压点

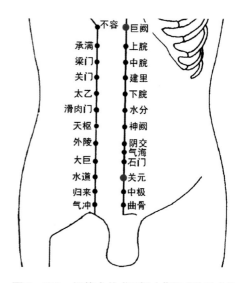

图5-151 经络穴位"巨阙穴"和"关元穴"

7. 湿疹

湿疹是一种常见的由多种内外因素引起的表皮及真皮浅层的炎症性皮肤病。其特点为自觉剧烈瘙痒,皮损多形性,对称分布,有渗出倾向,容易复发,病因复杂。

（1）耳穴多穴配伍：过敏区、交感、内分泌、肺、耳尖、神门、肝、脾（图5-152）。

（2）耳穴杂交配伍：耳穴＋经络穴位"曲池穴"（图5-149）。

8. 脂溢性皮炎

脂溢性皮炎又叫脂溢性湿疹。主要是发生在皮脂溢出部位的一种皮炎。多发生于头面部及胸背,表面覆有油腻性鳞屑或痂皮,伴有不同程度瘙痒。

（1）耳穴多穴配伍：肾、皮质下、脾、肺、耳尖、胆、肝、三焦（图5-153）。

（2）耳穴杂交配伍：耳穴＋经络穴位"风府穴"和"风

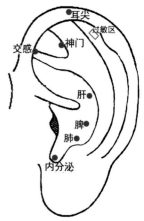

图5-152 湿疹的耳压点

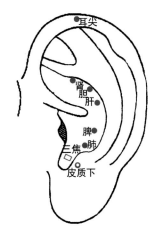

图5-153　脂溢性皮炎的耳压点

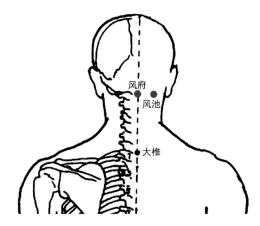

图5-154　经络穴位"风府穴"和"风池穴"

池穴"。

经络穴位"风府穴"的位置：后发际正中直上1寸，枕外隆凸直下凹陷中（图5-154）。

经络穴位"风池穴"的位置：位于后颈部，后头骨下，两条大筋外缘陷窝中，基本与耳垂平齐（图5-154）。

四、妇科病症

1. 月经不调

月经不调是指妇女月经周期、血量、血色和经质的异常。

（1）耳穴多穴配伍：子宫、垂体、内分泌、卵巢、肝、肾（图5-155）。

（2）耳穴杂交配伍：耳穴＋经络穴位"三阴交穴"。

经络穴位"三阴交穴"的位置：在内踝尖上3寸，胫骨后缘（图5-156）。

2. 功能性子宫出血

功能性子宫出血是由卵巢功能失调所引起的月经过多、过频及不规则出血的总称。

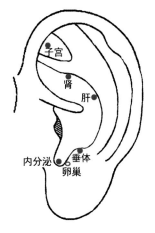

图5-155　月经不调的耳压点

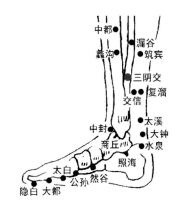

图5-156　经络穴位"三阴交穴"

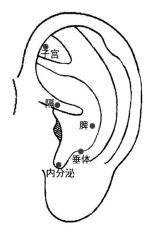

图5-157 功能性子宫出血的耳压点

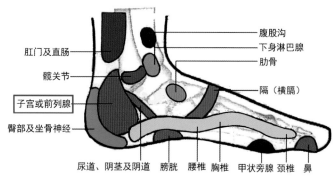

图5-158 足穴"子宫"

（1）耳穴多穴配伍：子宫、内分泌、脾、垂体、隔（图5-157）。

（2）耳穴杂交配伍：耳穴＋足穴"子宫"。

足穴"子宫"（即男性"前列腺"）的位置：在足跟内侧（图5-158）。

3. 痛经

痛经是指在行经前后或行经期间出现的下腹部疼痛。

（1）耳穴多穴配伍：子宫、内分泌、交感、盆腔、肝（图5-159）。

（2）耳穴杂交配伍：耳穴＋经络穴位"三阴交穴"（图5-156）。

4. 子宫肌瘤

子宫肌瘤是女性生殖器官中比较常见的一种良性肿瘤，也叫纤维肌瘤、子宫纤维瘤，主要是由子宫平滑肌细胞增生而形成的。

（1）耳穴多穴配伍：子宫、内分泌、肾、脾、肝、皮质下（图5-160）。

（2）耳穴杂交配伍：耳穴＋经络穴位"痞根穴"。

经络穴位"痞根穴"的位置：位于人体腰部，第一腰椎棘突下旁开3.5寸处（悬灸痞根穴）（图5-161）。

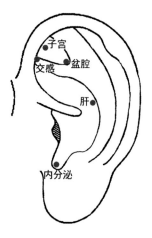

图5-159 痛经的耳压点

5. 盆腔炎

盆腔炎包括输卵管炎、卵巢炎、子宫周围炎（盆腔结缔组织炎）及盆腔腹膜炎等。

（1）耳穴多穴配伍：盆腔、内分泌、神门、耳尖、肾、下焦（图5-162）。

（2）耳穴杂交配伍：耳穴＋经络穴位"关元穴"。

经络穴位"关元穴"的位置：在脐下3寸（图5-163）。

6. 乳腺小叶增生

乳腺小叶增生又称乳癖，以乳房胀痛、乳房内出现肿块为主要症状。胀痛的特点呈周

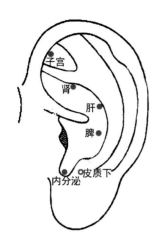

图5-160　子宫肌瘤的耳压点

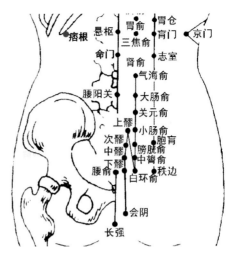

图5-161　经络穴位"痞根穴"

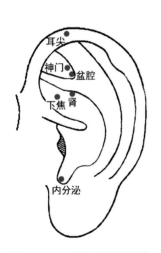

图5-162　盆腔炎的耳压点

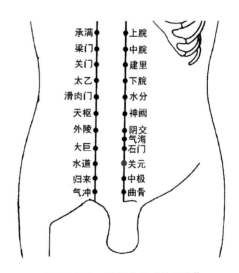

图5-163　经络穴位"关元穴"

期性,常发生或加重于经前期或经期。

（1）耳穴多穴配伍：胸椎、内分泌、子宫、胃、肝、乳腺（图5-164）。

（2）杂交配伍：耳穴＋经络穴位"膻中穴"。

经络穴位"膻中穴"的位置：在两乳之间,胸骨中线上（图5-165）。

7. 带症

带症,一般是指病理性白带,如阴道炎或急性子宫颈炎,或发生癌变时,白带量会显著增多,且性状也有改变。

（1）耳穴多穴配伍：耳尖、子宫、宫颈、盆腔、下焦、肾、肝、肾上腺、内分泌、脾、三焦（图5-166）。

（2）耳穴杂交配伍：耳穴＋足穴"子宫"（图5-158）。

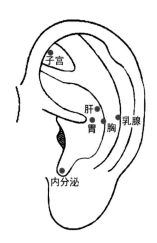

图5-164 乳腺小叶增生的耳压点

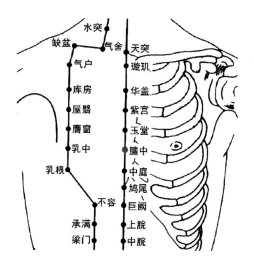

图5-165 经络穴位"膻中穴"

8. 宫颈炎

宫颈炎是育龄妇女的常见病,主要表现为白带增多,呈黏稠的黏液或脓性黏液,有时可伴有血丝或夹有血丝。

(1)耳穴多穴配伍:耳尖、宫颈、下焦、肾、肝、内分泌、脾(图5-167)。

(2)耳穴杂交配伍:耳穴+经外奇穴"下1穴"。

经外奇穴"下1穴"位置:内踝尖上3寸,跟腱前1横指(图5-168)。

9. 子宫下垂

子宫下垂也叫子宫脱垂,子宫内壁不能良好收缩复原,下垂到阴道中,严重的可能伸到体外。

(1)耳穴多穴配伍:子宫、下焦、肾、肝、脾、内分泌、垂体(图5-169)。

(2)杂交配伍:耳穴+经络穴位"归来穴"。

经络穴位"归来穴"的位置:在下腹部,脐中下4寸,距前正中线2寸(图5-170)。

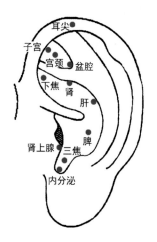

图5-166 带症的耳压点

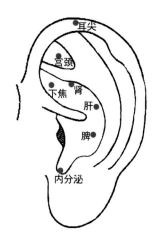

图5-167 宫颈炎的耳压点

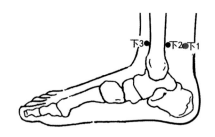

图5-168 经外奇穴"下1穴"

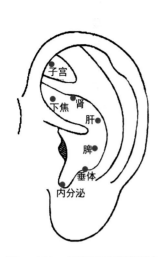

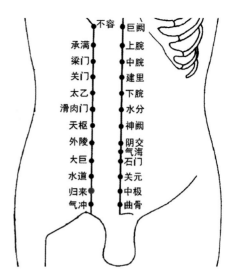

图5-169　子宫下垂的耳压点　　　　　图5-170　经络穴位"归来穴"

10. 更年期综合征

更年期综合征一般是指妇女在绝经前后出现的一系列症状,多见于45~55岁的妇女。

(1) 耳穴多穴配伍:子宫、内分泌、交感、肾、肝、卵巢、垂体(图5-171)。

(2) 耳穴杂交配伍:耳穴＋经络穴位"太溪穴"。

经络穴位"太溪穴"的位置:在内踝尖与跟腱连线的中点(图5-172)。

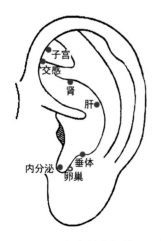

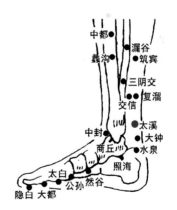

图5-171　更年期综合征的耳压点　　　　图5-172　经络穴位"太溪穴"

五、五官科病症

1. 内耳眩晕症

内耳眩晕症又称梅尼埃病或发作性迷路性眩晕。典型症状为阵发性眩晕,发作时间数分钟至数小时甚至数天不等。

(1) 耳穴多穴配伍:内耳、枕、神门、耳尖、肾、晕区(图5-173)。

（2）耳穴杂交配伍：耳穴＋足穴"内耳迷路"。

足穴"内耳迷路"的位置：在足背第四跖骨和第五跖骨间的前端（图5-174）。

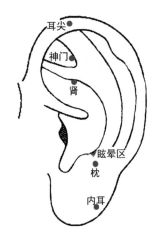

图5-173　内耳眩晕症的耳压点

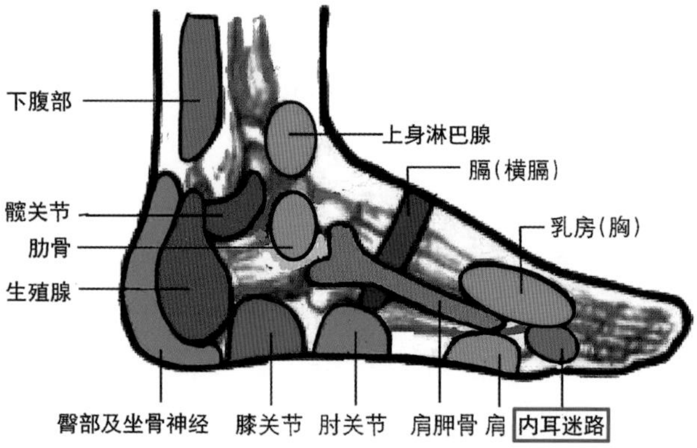

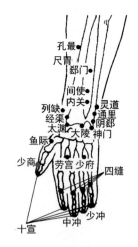

图5-174　足穴"内耳迷路"

2. 扁桃体炎

扁桃体炎是指细菌入侵扁桃体所引发的炎症。

（1）耳穴多穴配伍：扁桃体、咽喉、内分泌、神门、耳尖（图5-175）。

（2）耳穴杂交配伍：耳穴＋经络穴位"少商穴"。

经络穴位"少商穴"的位置：在手背，拇指桡侧，距甲根约1分许（图5-176）。可以在"少商穴"用放血法。

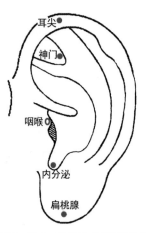

图5-175　扁桃体炎的耳压点

图5-176　经络穴位"少商穴"

3. 慢性鼻炎

慢性鼻炎大多为急性鼻炎反复发作，致鼻黏膜长期受到炎症刺激，引起黏膜及黏膜下层慢性炎症，或因外界有害气体的长期刺激所致的病症。

（1）耳穴多穴配伍：内鼻、外鼻、内分泌、肾上腺、风溪、肺（图5-177）。

（2）耳穴杂交配伍：耳穴＋足穴"鼻"＋经络穴位"迎香穴"。

① 足穴"鼻"的位置：在足大指指腹内侧（图5-178）。

② 经络穴位"迎香穴"的位置：在鼻翼旁开5分，鼻唇沟中（图5-179）。

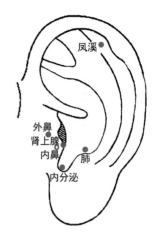

图5-177　慢性鼻炎的耳压点

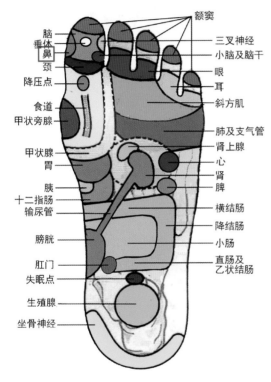

图5-178　足穴"鼻"

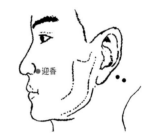

图5-179　经络穴位"迎香穴"

4. 鼻出血

鼻出血是鼻腔疾病的常见症状之一，也可由全身疾病引起，偶有鼻腔邻近病变出血经鼻腔流出者，后者称为借道鼻出血。

（1）耳穴多穴配伍：内鼻、垂体、膈、脾、肺、上耳根（图5-180）。

（2）耳穴杂交配伍：耳穴＋经络穴位"上星穴"。

经络穴位"上星穴"的位置：人体的头部，前发际正中直上1寸（图5-181）。

5. 急性结膜炎

急性结膜炎是由细菌或病毒所引起的眼球结膜的急性炎症，具有传染性。

（1）耳穴多穴配伍：眼、肝、肾上腺、耳尖、目2（图5-182）。

（2）耳穴杂交配伍：耳穴＋经络穴位"凤眼穴"。

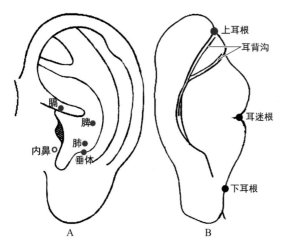

图5-180 鼻出血的耳压点

A.鼻出血正面耳压点，B.鼻出血背面耳压点

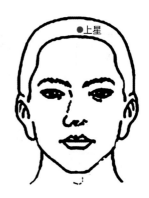

图5-181 经络穴位"上星穴"

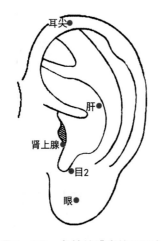

图5-182 急性结膜炎的耳压点

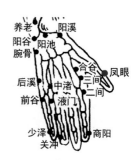

图5-183 经络穴位"凤眼穴"

经络穴位"凤眼穴"的位置：在手拇指桡侧缘，指骨间关节横纹头，赤白肉际处；伸臂仰掌，微屈拇指取穴（图5-183）。

6. 假性近视

假性近视是眼睛的调节功能失常的眼病。

（1）耳穴多穴配伍：眼、目1、目2、肝（图5-184）。

（2）耳穴杂交配伍：耳穴＋足穴"眼"＋经络穴位"大骨空穴"。

① 足穴"眼"的位置：在足底第2、3趾的根部（图5-185）。

② 经络穴位"大骨空穴"的位置：手拇指背侧，指间关节的中点处（图5-186）。

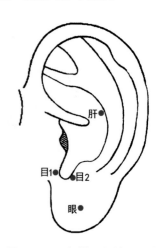

图5-184 假性近视的耳压点

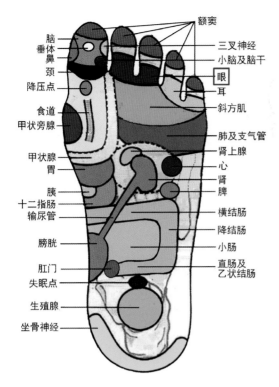

图5-185　足穴"眼"

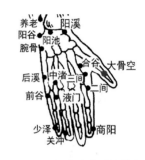

图5-186　经络穴位"大骨空穴"

7. 白内障

白内障是眼睛内晶状体发生混浊由透明变成不透明,阻碍光线进入眼内,从而影响了视力。

(1)耳穴多穴配伍:交感、肝、肾、耳尖、耳中、内分泌、目2(图5-187)。

(2)耳穴杂交配伍:耳穴+经络穴位"光明穴"。

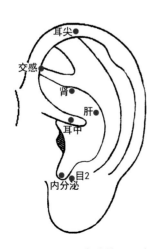

图5-187　白内障的耳压点

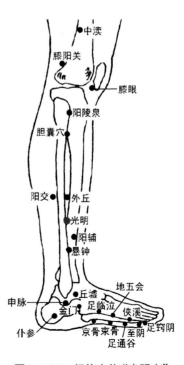

图5-188　经络穴位"光明穴"

经络穴位"光明穴"的位置：小腿外侧，外踝尖上5寸，腓骨前缘（图5-188）。

8. 咽喉炎

咽喉炎是细菌侵入咽喉部引发的炎症，分急性和慢性两种。

（1）耳穴多穴配伍：咽喉、口、内分泌、肾上腺、耳尖（图5-189）。

（2）耳穴杂交配伍：耳穴＋经络穴位"少商穴"。

经络穴位"少商穴"的位置：在拇指桡侧，距甲根约1分许（图5-176）。

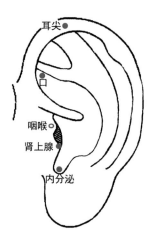

图5-189　咽喉炎的耳压点

9. 咽异感症

咽异感症又称癔球症或梅核气，主要症状是患者咽喉部有异物、阻塞或刺激等感觉，而客观检查未见器质性病变。

（1）耳穴多穴配伍：交感、神门、肝、咽、肾、脾、身心穴、肺、皮质下、内分泌（图5-190）。

（2）耳穴杂交配伍：耳穴＋经络穴位"天突穴"。

经络穴位"天突穴"的位置：在胸骨柄上缘凹陷处（图5-191）。

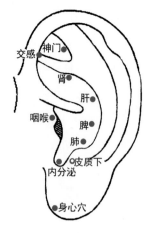

图5-190　咽异感症的耳压点

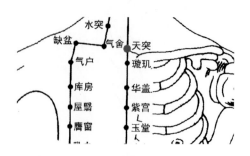

图5-191　经络穴位"天突穴"

10. 口腔溃疡

口腔溃疡是指出现在口腔内唇、上腭以及舌颊等部位黏膜上，呈现圆形或者椭圆形的疼痛溃疡点，疼痛明显。

（1）耳穴多穴配伍：过敏区、肺、口、脾、肾上腺、耳尖、舌、上腭、下腭、三焦（图5-192）。

（2）耳穴杂交配伍：耳穴＋经络穴位"地仓穴"（艾灸）。

经络穴位"地仓穴"的位置：人体面部，口角外侧，上直对瞳孔（图5-193）。

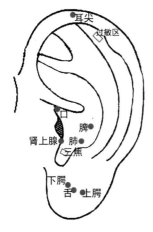

图5-192　口腔溃疡的耳压点

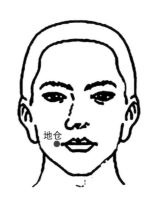

图5-193　经络穴位"地仓穴"

11. 牙痛

引起牙痛的原因很多，常见的有：龋齿、牙周炎、冠周炎、牙髓炎等疾病。

（1）耳穴多穴配伍：牙痛点、三焦、上颌、下颌、神门（图5-194）。

（2）耳穴杂交配伍：耳穴＋经络穴位"合谷穴"（图5-144）。

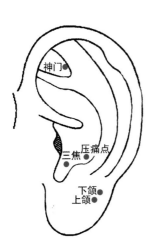

图5-194　牙痛的耳压点

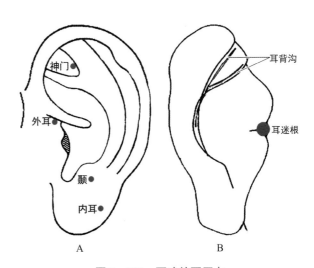

图5-195　耳鸣的耳压点

A.耳鸣的正面耳压点，B.耳鸣的背面耳压点

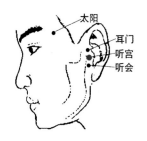

图5-196 经络穴位"听宫穴"

12. 耳鸣

耳鸣是听觉功能紊乱所引起的一种症状,患者自觉听到一种实际上并不存在的声音,声调可分为低音调和高音调两类。

（1）耳穴多穴配伍：内耳、外耳、肾、颞、耳迷根（图5-195）。

（2）杂交配伍：耳穴＋经络穴位"听宫穴"。

经络穴位"听宫穴"的位置：在耳屏前凹陷处,张口取之（图5-196）。

13. 听力下降

听力下降是指各种原因所致的听力水平低于正常,如感染、外伤、肿瘤、免疫、药物、异物、年龄增大、较大噪声等。

（1）耳穴多穴配伍：内耳、外耳、肾、肝、胆、交感、肘、耳颞神经、皮质下、内分泌、耳迷根（图5-197）。

（2）杂交配伍：耳穴＋经络穴位"听宫穴"（图5-196）。

14. 中耳炎

中耳炎是累及中耳（包括咽鼓管、鼓室、鼓窦及乳突气房）全部或部分结构的炎性病变,好发于儿童,可分为非化脓性及化脓性两大类。

（1）耳穴多穴配伍：内耳、耳尖、外耳、肝、脾、耳颞神经、三焦、内分泌、颞（图5-198）。

（2）耳穴杂交配伍：耳穴＋经络穴位"翳风穴"和"风池穴"（图5-78）。

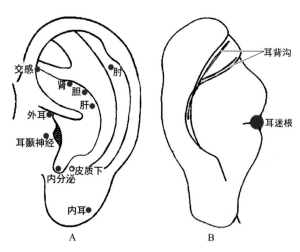

图5-197 听力下降的耳压点

A.听力下降的正面耳压点,B.听力下降的背面耳压点

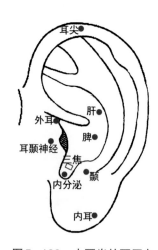

图5-198 中耳炎的耳压点

六、其他

1. 戒烟

吸烟有害健康,戒烟要有决心和毅力。

（1）耳穴多穴配伍：神门、肺、口、戒烟点（在气管和支气管之间的压痛点）（图5-199）。

（2）耳穴杂交配伍：耳穴＋经络穴位"甜美穴"。

"甜美穴"系新穴,专用于戒烟。它的位置：在后臂部,桡骨茎突上方,腕横纹上1.5寸处（图5-200）。

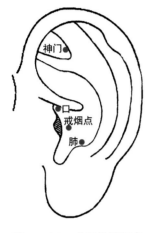

图5-199　戒烟的耳压点

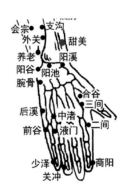

图5-200　经络穴位"甜美穴"

2. 晕车、晕船

（1）耳穴多穴配伍：内耳、枕、贲门、胃、皮质下、晕区（图5-201）。

（2）耳穴杂交配伍：耳穴＋经络穴位"内关穴"。

经络穴位"内关穴"的位置：在手掌侧,腕横纹中点上2寸,两筋之间（图5-20）。可在上车、船前半小时,用贴膏法贴敷穴位。

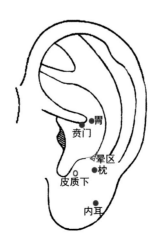

图5-210　晕车、晕船的耳压点

3. 减肥

减肥,一要在营养平衡的前提下,减少食物总热量的摄入;二要适宜运动。

(1)耳穴多穴配伍:内分泌、神门、交感、脾、胃、饥点(图5-202)。

(2)耳穴杂交配伍:耳穴＋经络穴位"关元穴"(图5-163)。

每次按揉"关元穴"3分钟,一日2次。

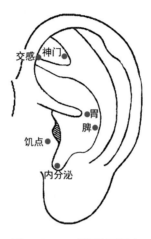

图5-202　减肥的耳压点

耳穴诊断彩图索引

一、内科疾病

（一）消化系统疾病

常见病症的耳穴治疗索引

一、内科病症

二、外科病症